漢字脳活ひらめきパズル の実践で

衰えた脳が活性化し物忘れや認知症の改善に役立ちます

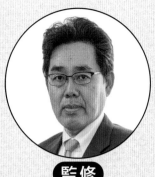

監修
東北大学教授
かわしまりゅうた
川島隆太

物忘れやど忘れ、うっかりミスが増えると
「このままではボケてしまうのでは……」と
不安に感じる人が少なくないでしょう。
脳への刺激が少ない生活を送ると、
脳の衰えが進み、加齢による
物忘れだけでなく、認知症のリスクが
高まることも知られています。

一方、脳を毎日活性化させる生活を心がければ、
何歳になっても脳の衰えに
歯止めをかけることができます。

今からでも遅くありません。
衰えた脳の元気を取り戻しましょう。

本書の漢字パズルは、「脳の司令塔」といえる
前頭前野の血流を高めることが
確認されています。
毎日、漢字パズルに取り組むことで、
記憶力や認知力など、脳の働きが向上するのです。

プロフィール

1959年、千葉県生まれ。
1985年、東北大学医学部卒業。同大学院医学研究科修了。医学博士。スウェーデン王国カロリンスカ研究所客員研究員、東北大学助手、同専任講師を経て、現在は東北大学教授として高次脳機能の解明研究を行う。脳のどの部分にどのような機能があるのかという「ブレイン・イメージング」研究の日本における第一人者。

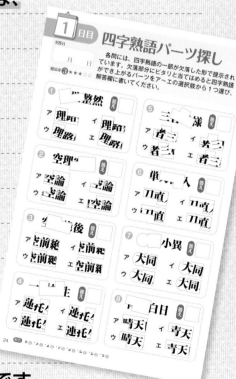

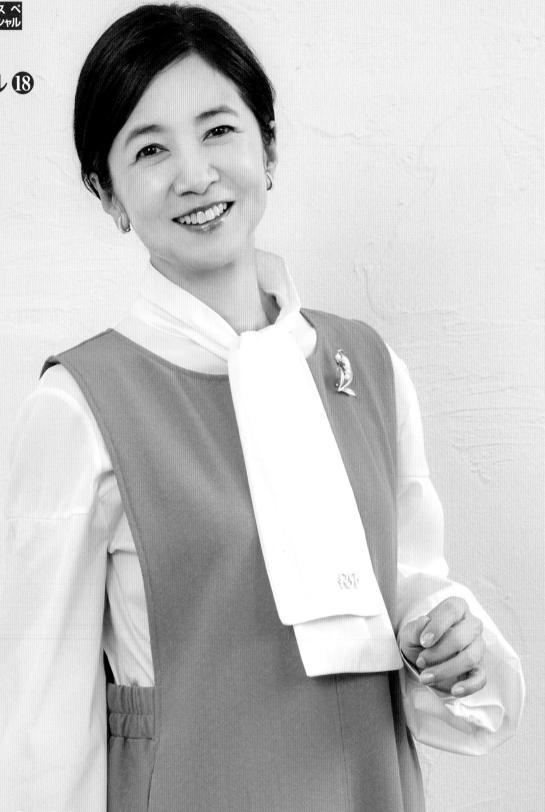

毎日脳活スペシャル

漢字脳活
ひらめきパズル ⑱

女優
宮崎 美子さん
みやざきよしこ

手紙は直筆 サインは楷書

メールの時代にぜひ伝えたい
書き文字の「美」

宮崎美子の気になる漢字クイズ 台湾編

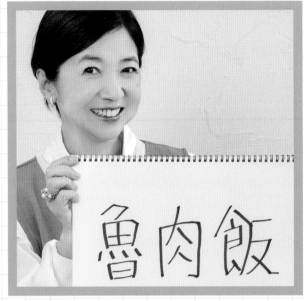

今回のおまけトリビアは、少々趣向を変えまして、いきなり冒頭からお届けいたします。

今回は「台湾編」。なぜ台湾なのかは次ページから始まる本文をお読みください。

今回の漢字は「魯肉飯」。ご飯の上に甘辛く煮込んだ豚バラ肉。台湾の郷土料理で、台湾屋台料理の定番ともいえる丼ものです。さてなんと読むでしょう？ちなみに現物はこちら⇓

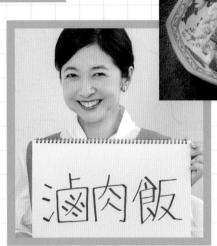

写真：Adobe Stock

ちなみに、「魯肉飯」は「滷肉飯」とも書きます。日本でよく知られている表記は「魯肉飯」のほうなので、台湾旅行で魯肉飯を食べようとして、滷肉飯と書いてある看板を「違う料理だ」と思って通りすぎちゃう、なんてこともあるとか。

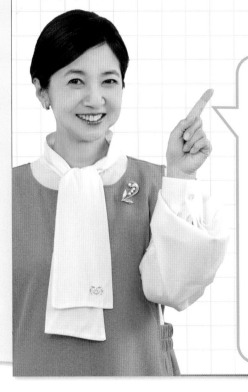

正解は「ルーローハン」です。どちらの漢字も同じ読み方です。日本でも提供するレストランが増えているようですね。私も台湾の屋台で食べましたがとてもおいしい！　たくさん食べても太らない体がほしいなぁ、なんて思いました（笑）。

ちなみに「魯」という漢字の意味は「おろか・にぶい」。おいしい料理になぜイメージの悪い字を使っているんだろうと思って調べてみたら、本来の表記が滷肉飯とのことでした。「滷」の字が複雑なため、同じ読みの「魯」を使ったといわれています。

「滷」は「煮込む」という意味なんだそうです。

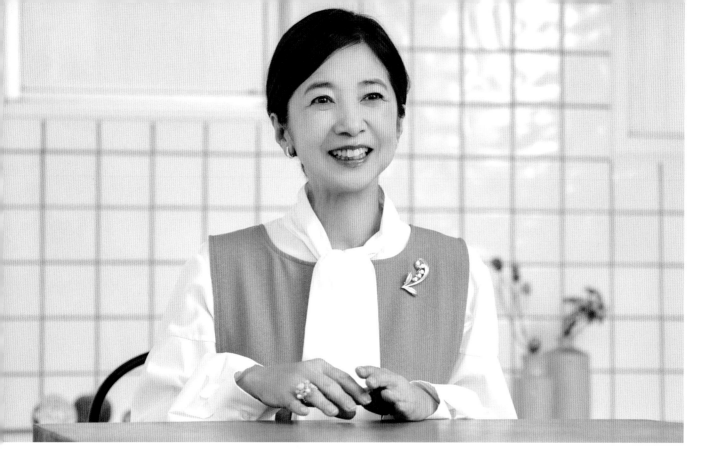

熊本から台湾までは
わずか2時間30分！

　と、いうわけで、先日、台湾に行ってまいりました。台湾を訪れるのは4度めくらいかな。前回の訪問からは、若干時間があきましたけれど。

　今回の台湾訪問は、熊本のテレビ局の企画でした。私は故郷の熊本でレギュラー番組を持っているので、その番組の収録を行ったというわけです。

　熊本なのになぜ台湾？という声が聞こえてきそうですね。実は、このたび、熊本県の阿蘇くまもと空港から台湾（台北）まで、航空機の定期便が就航したんですよ。直行便なので、到着までわずか約2時間30分。時間だけ考えれば、気軽に訪れることができるようになったというわけです。時差も1時間しかないですし。

　台湾の首都・台北には動物園（台北市立動物園）があって、なんとそこにはパンダやコアラがいるんです。

　日本でパンダがいる動物園は、東京（上野動物園）、和歌山（アドベンチャーワールド）、兵庫（神戸市立王子動物園）の3ヵ所。いずれの動物園も、熊本からは相当な距離があります。

　つまり、熊本からパンダを見に行く場合、国内の動物園に行くより、台湾に行ったほうが時間がかからない場合もあるというわけです。

　台湾の半導体メーカーの熊本県への進出も決定するなど、熊本県と台湾との交流はますます深まっていきそうで、今後が楽しみです。

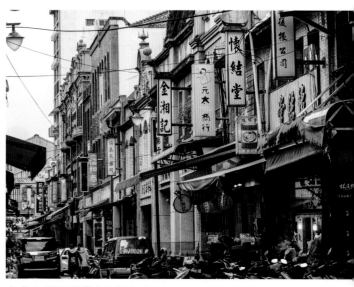

台北の問屋街「迪化街」（写真：Adobe Stock）

どこを見渡しても
大好きな漢字だらけの台湾

　私、台湾に行くたびに、すごくワクワクしてしまうんです。その理由は、どこを見渡しても漢字が目につくから！　台湾は、街じゅうどこを見渡しても漢字だらけなんです。台湾語は漢字を使うので、当たり前なんですけどね。

　日本や台湾と同じく漢字を使う国に中国がありますが、台湾と中国では使っている漢字が異なります。台湾で使われる漢字は、日本の旧字体（1946年に当用漢字が制定される以前に使用された漢字の字体）と同じ「繁体字」。一方、中国では、かなり簡略化された「簡体字」を使っています。

　つまり、台湾で見かける漢字は、字画が多くて難しい字や、日本では使われていない字が並んでいるんです。眺めているだけで、すごく楽しくなっちゃいます。こういうのって、私だけかしら（笑）。

　私たちと同じ漢字を使う国というだけでも台湾にはすごく親近感を持ちました。言葉が通じなくても、最終的には筆談が使えるというのはとても安心。同じ漢字を使っている民族どうしだから、なんとかなるものです。

　もっとも、台湾のお店の多くは、台湾語に加えて日本語での表記も併記してあるので、食事や買い物で困ったことはありませんでした。そういう意味でも、台湾ではとても楽しく過ごすことができました。食べ物は何を食べてもおいしいですしね。

絵葉書や手紙を
大切にしたい

　昔は、旅先から絵葉書を送ったり、送られたりすることが、たくさんありました。友人や知り合いの方から、絵葉書をたくさんいた

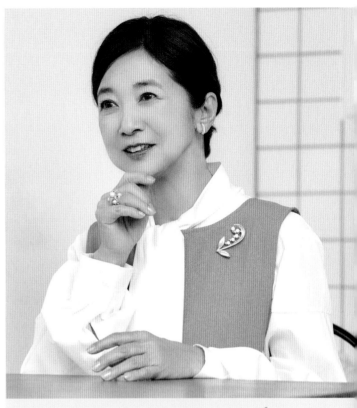

宮崎美子さん　*profile*

1958年、熊本県生まれ。
1980年に篠山紀信氏の撮影で『週刊朝日』の表紙に掲載。同年10月にはTBSテレビ小説『元気です！』主演で本格的デビュー。
2009年には漢字検定1級を受けて見事に合格。現在では映画やドラマ、バラエティ番組と幅広く活躍している。2020年にデビュー40周年を迎えた。

だいたな～。

　最近は絵葉書をいただくことも、めっきり少なくなりました。みなさん、今はそういうことはしないんでしょうか。今はみんなスマホを持っているから、メールやSNS（LINEなどのインターネットサービス）で「○○（地名）なう」とかですかね？

　確かに、葉書よりメールやSNSのほうが圧倒的に早く伝わりますものね。私の場合、旅行に行ってもあまり旅先でゆっくりしていられないことが多いので、現地から絵はがきを出しても、それが届く前に自分が先に帰ってきちゃうんですよ。自分が旅行から帰って数日後に、「今○○（地名）にいます」ってい

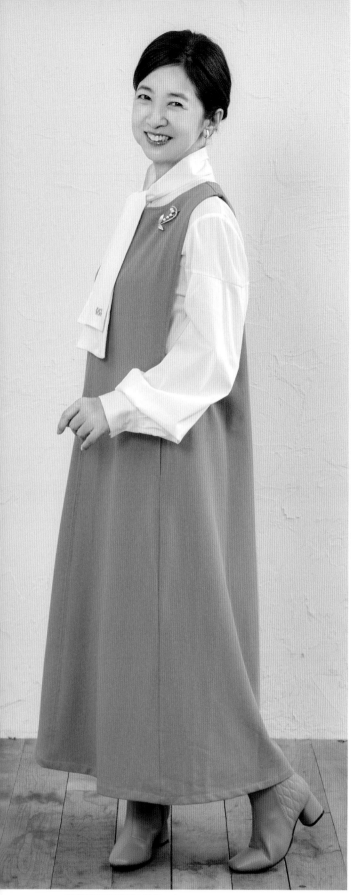

撮影◎石原麻里絵 (fort)
ヘアメイク◎岩出奈緒
スタイリスト◎坂能翠 (エムドルフィン)
衣装協力◎ボウタイブラウス、ジャンパースカート／と
もにベルマリエ玉川店☎03-3707-4855
イヤリング／ NINA RICCI／エスジェイ ジュエリー
☎03-3847-9903
珊瑚鈴蘭ブローチ／アジュテ ア ケイ☎088-831-0005
www.kyoya-coral.com
リング／ PEAQ／ムラタ☎03-3882-7010
ショートブーツ／ glitter モザイクモール港北店
☎045-914-2201

う葉書が届くのもなぁ、って思うんですよね。

でも、手段にかかわらず、「今ここにいますよ」「こんなことしていますよ」というやりとりが人とできること自体が、とても素敵なことじゃないですか。心が入っていれば、葉書・手紙だろうがメールだろうが、手段にこだわる必要はないのかもしれませんね。

そうはいっても、絵葉書や封筒、便箋を選ぶ楽しみや、紙ならではの手触りの感触といったものは、メールなど電子的なやりとりでは味わえないものです。私たちの世代は特に、そうしたものを大切にしていけるといいな、って思っています。

年賀状や大切な手紙は直筆で書きます

手紙を出すさいは、やはり直筆で書くということを大事にしています。

毎年出す年賀状も、宛て名と、それぞれの方に添える一言は、基本的に直筆です。宛て名を印刷しないことに驚かれることもありますが、忙しくてもそのくらいの心の余裕は持っていたいなと思っています。年に1度のことですから。

ふだんのお手紙も直筆で出すようにしていますが、「拝啓」などの頭語や時候の挨拶・結語などがきちんとそろった、基本的な形式の手紙を直筆で出す機会は少なくなりました。葉書や一筆箋を使うことが多いですね。

仕事柄もあり、まわりの人にいろいろとお世話になることが少なくないので、そうしたときには直筆でお礼状を書きます。お礼状ですから、その場合はやはり基本形式に則ったお手紙ですね。

ただ、お礼状を出す相手がすごく親しい方の場合は、「葉書で失礼します」とお断りしたうえで、葉書で出すことはあります。こうしたやり方で出せばそんなに失礼じゃないっ

て、マナーの先生もおっしゃっていたので。とにかく、お礼状はすぐに出すというのが大事ですから。

また、内容に誤字や脱字があったら失礼になりますから、特に漢字は正確に書くように気を遣います。わからない文字はきちんと辞書で調べて。漢字は、日ごろ書いていないと忘れてしまいがちなので、こうした書く機会はできるだけ減らさないようにしたいですね。

自分の名前とはいえ
意外に書くのが難しい？

直筆で書く機会が最も多いものは、やはり自分の名前ではないでしょうか。さまざまな手続き書類やテストの答案用紙など、人は自分の名前を生涯で何回書くのでしょう。

私は仕事柄、サインを求められることがあるので、自分の名前を書く機会はもっと多くなりますね。私のサインは、ほかの芸能人の方のようにくずしていなくて、ほぼ楷書なんです。

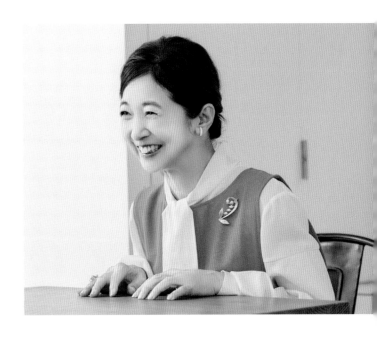

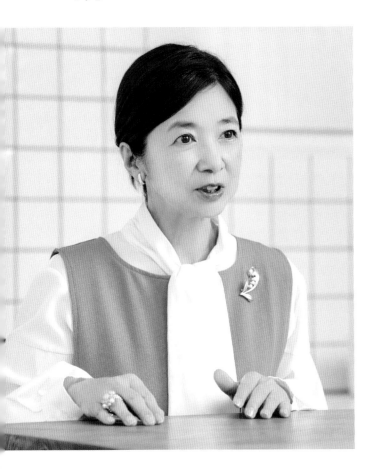

確かに、くずした字でサインを書けば、見た目も格好いいし、特別なものという感じもしますよね。ただ、私の場合は大学生のときにマスメディアにデビューして、サインを求められたときに「まだ学生で、芸能人じゃないしなあ」と思って楷書で書いたのが始まりなので、それがずっと続いている、ということなんです。

ファンの方から「手帳にサインしてください」と頼まれることがあって、サインをすると楷書で自分の名前を書き込むわけです。そうすると、なんだか自分の持ち物に名前を書いただけのように見えますね、なんて笑い話になったこともありました。

ただ、書き慣れている自分の名前といっても、バランスよく書くのは難しいんですよ。特に「宮崎美子」の「美」の文字をきれいに書くのが意外に大変。そんなことを考えながら、署名欄に記入したりサインをしたりしています。

そういえば、最近、知り合いの方から書道教室にいっしょに通おうって誘われているんです。書道を教われば、もっときれいにサラサラって書けるようになるのかな、って、ちょっと心が動いています。せっかくの機会なので、やってみようかなぁ〜。

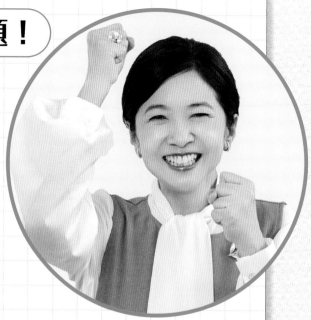

宮崎美子さんが出題！

漢字教養トリビアクイズ⑱

　今回の「漢字教養トリビアクイズ」は、「手紙の用語」を出題してみました。

　「手紙よりメールのほうが便利でいい」という人もいれば、「やっぱり手書きの手紙じゃないと心が伝わらない」という人もいるかと思います。手書きの手紙でなくちゃ、という人でも、今回出題したような用語を使いこなしている人って、そう多くはないのではないでしょうか。

　とはいえ、こうした用語を使う正式な作法に則った手紙って、著名な文学作品を読むと、絶対といっていいほど出てくるんですよね。ですから、覚えておくと文学作品の内容理解に役立ちますし、世界も広がりますよ！

宮崎美子さんが出題！漢字教養トリビアクイズ⑱ 目次

① 手紙の用語クイズ

　手紙では、頭語（手紙の冒頭に記す言葉）、結語（手紙の最後に記す結びの言葉）、脇付け（あて名の左下に書き添えて敬意を表す言葉）など、さまざまな用語が使われます。各問、読み方をひらがなで書いてください。

① **恐惶**　⇒
　手紙を送る相手への敬意を表す結語。

② **怱々**　⇒
　「あわただしい」という意味の結語。「草々」とも書く。

③ **時下**　⇒
　「今現在」という意味。季節を問わず時候の挨拶に使う。

④ **貴翰拝誦**⇒
　「あなたのお手紙を読みました」の意味。返信の冒頭に使う。

⑤ **封緘**　⇒
　封筒を閉じること。

⑥ **恭敬**　⇒
　「つつしみうやまう」という意味の頭語。

⑦ **足下**　⇒
　「あなたの側」という意味で、相手を敬うために使う脇付け。

⑧ **冠省**　⇒
　時候の挨拶など前文を省略すること。「前略」と同じ。

⑨ **不一**　⇒
　「十分に意を尽くしていない」という意味の結語。

⑩ **親披**　⇒
　あて名の人が自分で開封するようにとの意。「親展」に同じ。

⑪ **敬復**　⇒
　「謹んで返事をする」という意味の頭語。返信の冒頭に使う。

⑫ **案下**　⇒
　「机の下」という意味の脇付け。「机下」と同じ。

> 私の好きな手紙の用語は「虎皮下」。軍人や学者宛の手紙に使う脇付けで、夏目漱石著『吾輩は猫である』の文中にも出てくる言葉です。

② 右・左漢字クイズ

「右」または「左」の漢字を含む言葉を集めました。□の中に右または左の漢字を入れ、正しい言葉を完成させてください。両方とも含む言葉もあります。

① 馬の文字を反転した縁起物の □ 馬

② 酒飲みのことを □ 党という

③ □ ヒラメに □ カレイ

④ 道に迷って □ 往 □ 往した

⑤ 運転中は、前後 □ □ を確認せよ

⑥ 上司は □ 顧 □ 眄_{べん}してばかりで決断を下せない

⑦ 大盗賊といえば石川五 □ 衛門

⑧ 紀伊国屋文 □ 衛門は江戸時代の豪商

⑨ 君は実に頼りになる □ 腕だな

⑩ デザインは □ □ 対称で考えてほしい

⑪ この資料は計画が失敗に終わった証 □ である

⑫ □ 官職人が壁を塗る

⑬ 彼は大金持ちなので □ 団扇_{うちわ}で暮らしている

⑭ 私の座 □ の銘は「石の上にも3年」だ

> 問題⑬は、日本人に多い利き手と反対の手でうちわをあおぐ姿が、あくせくしていなくて余裕のあるさまに見えることから生じた言葉なんだそうです。もう正解はおわかりですね。

③ 読めるけど書けない漢字クイズ

「なんとなく読めるけど、いざ書くのは難しい」という言葉を集めました。ヒントから漢字を選んで、各問のひらがなを漢字で書いてください。間違えないように正確に書き取りましょう。

① きんこ ⇒ ☐☐　　⑤ せいぜつ ⇒ ☐☐

② ごうもん ⇒ ☐☐　　⑥ せいとん ⇒ ☐☐

③ さいばし ⇒ ☐☐　　⑦ ばってき ⇒ ☐☐

④ さくれつ ⇒ ☐☐　　⑧ へんれき ⇒ ☐☐

ヒント
問　凄　箸　菜　整　遍　裂　擢
絶　禁　炸　抜　歴　拷　頓　固

④ カタカナ語⇒漢字変換クイズ

日常生活の中でよく目や耳にするカタカナ語を集めました。①〜⑧の言葉とほぼ同じ意味を持つ言葉をヒントから選び、ひらがなを漢字に書き換えてください。

① ビザ　　　⇒ ☐

② イニシャル ⇒ ☐

③ レプリカ　⇒ ☐

④ ミスマッチ ⇒ ☐

⑤ ヘルスケア ⇒ ☐

⑥ ユニフォーム⇒ ☐

⑦ ライバル
　　　⇒ ☐

⑧ リサイクル
　　　⇒ ☐

ヒント
ふてきごう
さしょう
ふくせいひん
せいふく
さいりょう
かしらもじ
けんこうかんり
こうてきしゅ

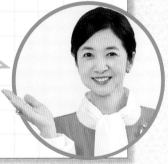

問題① 「ビザ」は、渡航先の国が発行する入国許可証。それに対して、自分の国籍がある政府が発行する身分証明書が「パスポート」です。

⑤ 漢数字入り三字熟語クイズ

□に漢数字を入れて、三字熟語を完成させてください。

① □幡宮　⑥ □年筆　⑪ 第□者　⑯ 村□分

② □日紅　⑦ □隣亡　⑫ 古□谷　⑰ 兼□園

③ □里眼　⑧ □股名　⑬ 無□文　⑱ 裏□家

④ □方山　⑨ □月雨　⑭ 裸□貫　⑲ □□単

⑤ □夕祭　⑩ □代紙　⑮ 初□日　⑳ 嘘□□

⑥ よく見ると間違っている熟語クイズ

各問の熟語には、それぞれ1ヵ所の間違いがあります。間違った漢字を正しい漢字に直してください。

> 問題⑥の読み方は「たねがしま」。鉄砲伝来の地として知られていますね。私もここを取材して、ポルトガル船が漂着した現場を訪れたことがあります。

① 紙弊　誤□⇒正□

② 殻物　誤□⇒正□

③ 古噴　誤□⇒正□

④ 親考行　誤□⇒正□

⑤ 右頂天　誤□⇒正□

⑥ 種ヶ島　誤□⇒正□

⑦ 独断先行　誤□⇒正□

⑧ 心気一転　誤□⇒正□

⑦ 二字熟語完成クイズ

　二字熟語の漢字を、いくつかの部品に分け、同じ大きさにして並べ替えました。例にあるように、部品を組み合わせて二字熟語を完成させてください。

【例】一＋大＋日＋青 ⇒ 晴天

① 市＋女＋女＋未⇒ □□

② 鳥＋雨＋口＋田⇒ □□

③ 米＋少＋唐＋石⇒ □□

④ 非＋頁＋原＋心⇒ □□

⑤ 貝＋尺＋馬＋口⇒ □□

⑥ 刑＋木＋土＋莫
⇒ □□

⑦ 里＋白＋魚＋巾＋金
⇒ □□

⑧ 日＋欠＋可＋日＋口＋可
⇒ □□

⑧ ことわざ漢字クイズ

　ヒントの中から□に当てはまる漢字を入れて、①～⑧のことわざを完成させてください。

① 他山の □

② 叩けば □ が出る

③ 人は石垣　人は □

④ 水清ければ □ 棲まず

⑤ 鉄砲 □ の使い

⑥ □ の滝登り

⑦ 冗談にも □ がある

⑧ 瓢箪（ひょうたん）から □ が出る

問題③のことわざは、戦国時代の武将、武田信玄が詠んだとされる歌にもとづく言葉です。

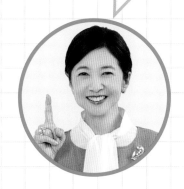

ヒント　程　城　埃　石　鯉　魚　駒　玉

⑨ 生のつく熟語クイズ

各問の文章の中には「生」の文字を含む二字熟語が使われています。
各問、□に入る文字をヒントの中から選んで文章を完成させてください。

① 「花祭り」は、お釈迦様の□生をお祝いする日

② 冬はインフルエンザの□生に注意しよう

③ この手芸店では安くて良質な生□が買える

④ 公園にいる野鳥の生□を研究する

⑤ 昨日の現場はたどり着くまで大変で、□生したよ

⑥ 生□与奪の権利は取引先の社長に握られている

⑦ 袖振り合うも□生の縁。人とのきずなは大切にしたい

⑧ お控えなすって！　手前、生□は浪花でござんす

⑨ 楽しみだった講演会を、生□カゼを引いたため欠席した

⑩ 隣の□生は青いとよくいわれる

⑪ カツオのタタキにはおろし生□がよく合う

⑫ 生□をあつあつのご飯にかけて食べるとおいしい

⑬ 石の壁に比べ、生□は見た目が美しく季節も感じられる

⑭ 命を大切にして、無意味な□生は慎むように

ヒント　殺　多　芝　憎　往　殺　態
　　　　発　誕　国　地　垣　卵　姜

14

⑩ キリスト教由来の言葉クイズ

　私たちがふだん使っている言葉には、キリスト教や聖書に由来するものが少なくありません。各問の説明に当てはまる言葉を漢字で答えてください。

① 見かけは立派だが長く維持できないもののたとえ。新約聖書より ⇒ 　（さ）　（じょう）の　（ろうかく）

② キリスト教で、救いに至る道が困難であることを例えた言葉。転じて、競争が激しく入学・就職が困難なこと ⇒ 　（せま）き　（もん）

③ 価値のわからない者には貴重な物も何の役にも立たない。新約聖書より ⇒ 　（ぶた）に　（しんじゅ）

④ キリスト教で、人間が持って生まれた罪 ⇒ 　（げんざい）

⑤ 終末論を記した一連の書物。転じて、そこに描かれるような破滅的な状況 ⇒ 　（もく）（し）（ろく）

⑥ イエス・キリストの母マリアの尊称。転じて、人格の優れた女性・母に対する称号 ⇒ 　（せい）（ぼ）

⑦ キリスト教で、神、神の子キリスト、聖霊の三者は本質的に１つだということ。転じて、三者が心を合わせて１つになること ⇒ 　（さん）（み）（いったい）

⑪ ごんべんの漢字クイズ

　ごんべん（言）の漢字を集めました。ごんべんにヒントの文字を合わせて、各問のひらがなを漢字で書いてください。

① けい ⇒ □　　　⑤ とう ⇒ □　　　⑨ しょう ⇒ □

② てい ⇒ □　　　⑥ きょ ⇒ □　　　⑩ ひょう ⇒ □

③ き ⇒ □　　　⑦ ほう ⇒ □　　　⑪ はなし ⇒ □

④ くん ⇒ □　　　⑧ わけ ⇒ □　　　⑫ まこと ⇒ □

ヒント　午　寸　平　成　川　丁
　　　　方　己　正　舌　尺　十

15

❶ 手紙の用語クイズ

①あなかしこ、②そうそう、③じか、④きかんはいしょう、⑤ふうかん、

⑥きょうけい、⑦そっか、⑧かんしょう、⑨ふいつ、⑩しんぴ、⑪けいふく、

⑫あんか

❷ 右・左漢字クイズ

①左馬、②左党、③左ヒラメに右カレイ、④右往左往、⑤前後左右、

⑥右顧左眄、⑦石川五右衛門、⑧紀伊国屋文左衛門、⑨右腕、⑩左右対称、

⑪証左、⑫左官、⑬左団扇、⑭座右の銘

❸ 読めるけど書けない漢字クイズ

①禁固、②拷問、③菜箸、④炸裂、⑤凄絶、⑥整頓、

⑦抜擢、⑧遍歴

❹ カタカナ語⇒漢字変換クイズ

①査証、②頭文字、③複製品、④不適合、⑤健康管理、⑥制服、⑦好敵手、

⑧再利用

❺ 漢数字入り三字熟語クイズ

①八幡宮、②百日紅、③千里眼、④四方山、⑤七夕祭、⑥万年筆、⑦三隣亡、

⑧四股名、⑨五月雨、⑩千代紙、⑪第三者、⑫古九谷、⑬無一文、⑭裸一貫、

⑮初七日、⑯村八分、⑰兼六園、⑱裏千家、⑲十二単、⑳嘘八百

❻ よく見ると間違っている熟語クイズ

①誤弊⇒正幣、②誤殻⇒正穀、③誤噴⇒正墳、④誤考⇒正孝、⑤誤右⇒正有、

⑥誤ヶ⇒正子、⑦誤先⇒正専、⑧誤気⇒正機

❼ 二字熟語完成クイズ

①姉妹、②雷鳴、③砂糖、④悲願、⑤駅員、⑥模型、⑦錦鯉、⑧歌唱

❽ ことわざ漢字クイズ

①他山の石　意味：他人の誤りや失敗も、自分を磨く助けとなる

②叩けば埃（ほこり）が出る　意味：どんな人でも細かく調べれば欠点や弱点が見つかるものである

③人は石垣　人は城　意味：国にとって何より大事なのは人だということ

④水清ければ魚棲まず　意味：人格があまりに清廉すぎると、かえって人に親しまれないこと

⑤鉄砲玉の使い　意味：使いに出した者が、行ったきりで帰らず報告をしないこと

⑥鯉（こい）の滝登り　意味：勢いがいいことのたとえ

⑦冗談にも程（ほど）がある　意味：冗談も程度があり、度を超すと思わぬ失敗や恨みのもととなること

⑧瓢箪から駒が出る　意味：冗談半分でいったことが実現してしまうこと

❾ 生のつく熟語クイズ

①誕、②発、③地、④態、⑤往、⑥殺、⑦多、⑧国、⑨憎、⑩芝、⑪姜、⑫卵、⑬垣、⑭殺

❿ キリスト教由来の言葉クイズ

①砂上の楼閣、②狭き門、③豚に真珠、④原罪、⑤黙示録、⑥聖母、⑦三位一体

⓫ ごんべんの漢字クイズ

①計、②訂、③記、④訓、⑤討、⑥許、⑦訪、⑧訳、⑨証、⑩評、⑪話、⑫誠

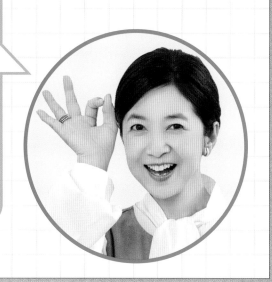

　お疲れ様でした。今回の問題はいかがでしたか？

　今回の問題の中に「キリスト教由来の言葉クイズ」があります。以前、「日常で使う仏教用語クイズ」を出題しましたが（第❽巻）、キリスト教由来の言葉も、仏教由来の言葉に負けないくらい多く使われていますね。ちょっと意外に感じました。

　それでは、また次巻でお会いしましょう！

本書の漢字パズルは
脳の前頭前野の血流を増やし記憶力・集中力アップに役立つと試験で確認されました

東北大学教授　川島隆太（かわしまりゅうた）

文字や数字の計算が脳の機能を高める

脳の機能は何も対策を立てなければ、年齢とともに一直線に低下していきます。しかし、脳のトレーニングを行うことで、機能の低下を緩やかにしたり、アップさせたりすることができます。

最新の脳科学では、文字や数字の問題を解くことによって、計算が速くなったり、記憶力や想起力（過去の記憶を思い出す力）が高まったりすることがわかっています。

それだけでなく、脳トレに真剣に取り組むことで、計算や記憶とは直接関係のない能力まで向上します。計算力や記憶力が高まると、うれしい「おまけ」がいくつもついてくるのです。

具体的に挙げると、1つは感情をコントロールできるようになること。高齢になるとキレやすくなる傾向がありますが、それは脳の衰えの初期症状。脳トレを行うことで突発的な感情の高ぶりを抑えられ、イライラすることも減ります。

注意力や判断力、空間認知力も高まります。うっかりミスを防げるようになり、物事に対して適切な判断ができるようになります。理解力が向上し、「わからない」ことが少なくなるのもメリット。また、地図や交通機関を問題なく使いこなし、目的地に効率的にたどり着けるようにもなります。

さらに、新しいことへの興味や意欲もわい

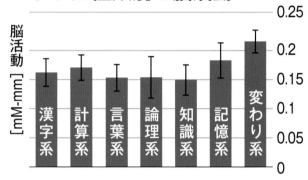

● ドリル種類別の脳活動

脳活動 [mM・mm]

（漢字系、計算系、言葉系、論理系、知識系、記憶系、変わり系）

0.25 / 0.2 / 0.15 / 0.1 / 0.05 / 0

出典：系統別の有意差「脳血流量を活用した脳トレドリルの評価」より

てきます。気持ちが前向きになっていくので、人とのコミュニケーションも円滑になるのです。

脳の「前頭前野」が認知機能をつかさどる

文字や数字の問題を解くと、脳の司令塔である「前頭前野」の働きが活性化します。

人間の脳は大脳、小脳、脳幹の3つに分かれています。この中で、脳全体の約80％の重さを占めるのが大脳です。

大脳は「前頭葉」「頭頂葉」「側頭葉」「後頭葉」の4つの領域に分かれています。中でも前頭葉の大部分を占める「前頭前野」と呼ばれる領域は認知機能をつかさどり、記憶や計算、思考、判断、意欲、想像など、人間らしい生活を維持していくための高度な働きを担当しています。

ただ、20代以降は前頭前野の働きが低下し、中高年になると認知機能の衰えが目立ってきます。日本は高齢化社会を迎え、「人生100年時代」ともいわれていますが、体は元気でも

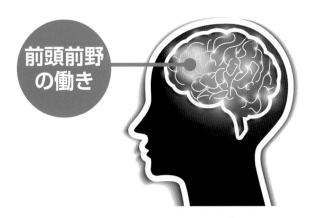

前頭前野の働き

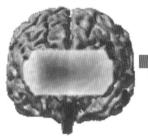
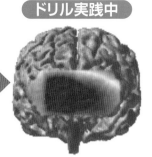

● トポグラフィ画像（脳血流測定）

安静時 → **ドリル実践中**

ドリルを実践する前の前頭前野の血流

赤い部分は脳の血流を表している。ドリルの試験中に血流が向上した

大脳のおよそ30％を占め、脳の司令塔とも呼ばれる領域。「考える」「記憶する」「判断する」「行動や感情をコントロールする」「人とコミュニケーションを取る」など、人間らしく生きるために最も欠かせない部位である。前頭前野が衰えると、物忘れやうっかりミスが増えるばかりか、感情的になったり、やる気が低下したりする。

脳が衰えてしまっては、豊かな老後を送ることは難しいといわざるを得ません。

しかし、文字や数字の問題を解くなど脳トレを続けると、前頭前野は活性化し、年齢に関係なく認知機能は向上します。また、認知症の症状を改善したり、予防したりできることも明らかになってきました。

ドリルによって「前頭前野」が活性化

本書の漢字パズルは、脳の前頭前野を活性化させることが確かめられています。

前頭前野が活性化したかどうかは、「NIRS（ニルス）」（近赤外分光分析法）という方法で調べることができます。NIRSとは、太陽光にも含まれる光を使って、前頭前野の血流を測定できる安全で精密な機器のことです。

前頭前野の血流が増えていれば、脳が活性化している証拠。血流に変化がなかったり、落ちたりしていれば、活性化していないことを意味します。

NIRSを使った脳ドリルの試験は2020年12

月、新型コロナウイルスの感染対策を施したうえで実施しました。参加者は60〜70代の男女40人。全員、脳の状態は健康で、脳出血や脳梗塞など、脳の病気の既往歴もありません。

試験では「漢字」「計算」「言葉」「論理」「知識」「記憶」「変わり系」の７系統、計33種類のドリルを使用。漢字の熟語でしりとりをする問題や、ひらがなで書かれた計算式を解くなど、ゲーム感覚で集中して解けるものばかりです。

試験の結果、すべてのドリルが前頭前野の血流を促進させたことが確認されました。

本書では、試験で検証したものと同種の漢字パズルを１ヵ月分収録しています。大判サイズで文字も大きく、とても見やすいのも特徴。ページを開きやすくした仕様で、書き込みもスムーズです。

ドリルを解くさいに意識してほしいのは、間違えることを気にせず、できるだけ速く解くこと。正解にこだわり、じっくり考えるよりも速く解くほうが、前頭前野が活性化することがわかっているからです。

１ヵ月30日間、毎日違ったドリルを実践でき、飽きずに取り組むことができます。毎日の習慣にすれば、認知機能は確実に向上していくでしょう。

記憶力・集中力・判断力が急向上！
いくつになっても物忘れや認知症を寄せつけない脳の作り方

年齢を重ねると「我慢する力」が低下

脳の前頭前野は、文字や数字を使ったパズルで鍛えることができます。また、本や新聞などを声に出して読む音読も、脳の活動を活発にして、記憶力など認知機能を高めることがわかっています。

それ以外にも、左右の手指を使った体操を行うことも有効です。

右手と左手が同じ動きをする手指の体操は簡単ですが、別々の動きをするのは意外と難しいもの。つい、どちらかの手の動きにつられてしまいます。しかし、つられないようにと頭を働かせることで、前頭前野をはじめ、運動連合野や運動野といった、脳の運動領域の能力を高めることができます。

左右の手指を別々に動かす体操は「行動制御」の能力も高めてくれます。行動制御とは、読んで字のごとく「行動を抑えること」。左右の手指で別々の動きをする体操をするとき、どちらかにつられないようにするのも、行動制御の働きによるものです。

実は、行動制御の能力を高めることが、「我慢する力」を鍛えることにつながります。

年齢を重ねていくと、記憶力などとともに、我慢する力も低下していきます。スーパーのレジで並んでいるときにイライラして

待ちきれなくなる——という経験のある人はいないでしょうか。これも、我慢する力の低下が大きく関係していると考えられます。

両手じゃんけん体操が脳の機能を活性化

そこで役に立つのが、左手と右手の手指で別々の動きをする体操。中でもおすすめは「両手じゃんけん体操」です。1つめは、利き手の指を1本ずつ立てていき、利き手でないほうの手で「グー・チョキ・パー」をくり返します。2つめは、左右の手でじゃんけんをする体操です（やり方は次ページ上の図を参照）。

2つの体操とも、頭を働かせながら、両手で別の動きをすることで、前頭前野や運動野などを活性化することができます。最初のうちはうまくできなかったり、時間がかかったりしますが、慣れてくると、だんだん速く、正確にできるようになるはずです。

日常生活の中で脳を鍛える習慣を持つ

脳を若返らせるためには、本書のパズルを

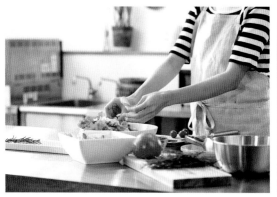
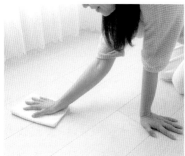

段取りが欠かせない料理や掃除は脳の活性化に有効

両手じゃんけん体操のやり方

両手を同じタイミングで、できるかぎり速く動かしましょう！

❶

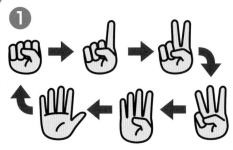

利き手を「0」➡「1」➡「2」➡「3」➡「4」➡「5」➡「0」……の順に動かす

❷

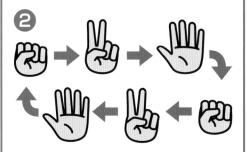

同時に利き手でないほうの手を「グー」➡「チョキ」➡「パー」➡「グー」……の順に動かす

この体操を1分間くり返す

❶

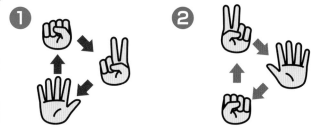

利き手を「グー」➡「チョキ」➡「パー」➡「グー」……の順に動かす

❷

同時に利き手でないほうの手を「チョキ」➡「パー」➡「グー」➡「チョキ」……の順に動かす

この体操を1分間くり返す

❸

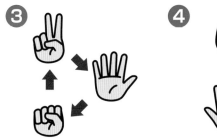

次に、利き手を「チョキ」➡「パー」➡「グー」➡「チョキ」……の順に動かす

❹

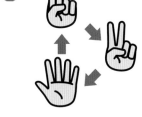

同時に利き手でないほうの手を「グー」➡「チョキ」➡「パー」➡「グー」……の順に動かす

この体操を1分間くり返す

毎日実践するとともに、日々の生活の中でも脳を使う習慣を定着させることが大切です。

段取りが重要になる「料理」は、脳を鍛えるのに最適な家事の1つ。献立を考え、食材の買い出しに行き、下ごしらえをしてから調理し、盛りつけを行います。こうした過程を考え、実践することで、脳は鍛えられるのです。

掃除も段取りが必要ですが、掃除機よりもはたきやほうき、掃除シートよりもぞうきんを使うなど、手間がかかるやり方のほうが脳は鍛えられます。まず部屋を整理整頓して、はたきやほうきでゴミを取り除き、仕上げにぞうきんがけを行いましょう。こうして順序を考えながら、部屋をきれいにしていくことが、脳によい刺激を与えるのです。

日々の会話によるコミュニケーションやウォーキングなどの運動も習慣化すると、脳はますます元気になります。特にウォーキングなどの有酸素運動は、記憶をつかさどる脳の海馬（かいば）を刺激し、記憶力を高めてくれます。

気をつけたいのは、テレビの見すぎです。テレビを見ているときは、前頭前野の血流が低下します。テレビの視聴時間が長い高齢者ほど、認知機能が低下していることも研究によって明らかになっています。テレビの視聴は1日1時間くらいにしておきましょう。

こうした生活習慣を心がければ、脳はいつまでもイキイキと働きます。いくつになっても物忘れや認知症を寄せつけない脳を作りましょう。

毎日脳活 スペシャル 漢字脳活ひらめきパズルの 効果を高めるポイント

ポイント 1 毎日続けることが大切

「継続は力なり」という言葉がありますが、漢字パズルは毎日実践することで、脳が活性化していきます。2〜3日に1度など、たまにやる程度では効果は現れません。また、続けていても途中でやめると、せっかく若返った脳がもとに戻ってしまいます。毎日の日課として、習慣化するのが、脳を元気にするコツだと心得てください。

ポイント 2 1日2ページ、朝食後の午前中に

1日のうちで脳が最も働くのが午前中です。できるかぎり、午前中に取り組みましょう。一度に多くの漢字ドリルをやる必要はなく、1日2ジでOK。短い時間で集中して全力を出し切ることで、脳の機能は向上していくのです。また、空腹の状態では、脳はエネルギー不足。朝ご飯をしっかり食べてから行いましょう。

ポイント 3 できるかぎり静かな環境で

静かな環境で取り組むことがポイントです。集中しやすく、脳の働きもよくなります。テレビを見ながらや、ラジオや音楽を聴きながらやっても、集中できずに脳を鍛えられないことがわかっています。周囲が騒がしくて気が散る場合は、耳栓を使うといいでしょう。

ポイント 4 制限時間を設けるなど目標を決めて取り組む

目標を決めると、やる気が出てきます。本書では、年代別に制限時間を設けていますが、それより少し短いタイムを目標にするのもいいでしょう。解く速度を落とさずに、正解率を高めていくのもおすすめです。1ヵ月間連続して実践するのも、立派な目標です。目標を達成したら、自分にご褒美をあげると、さらに意欲も出てきます。

ポイント 5 家族や友人といっしょに実践する

家族や友人といっしょに取り組むのもおすすめです。競争するなどゲーム感覚で実践すると、さらに楽しくなるはずです。何よりも、「脳を鍛える」という同じ目的を持つ仲間と実践することは、とてもやりがいがあります。漢字ドリルの後、お茶でも飲みながらコミュニケーションを取ることも、脳の若返りに役立つはずです。

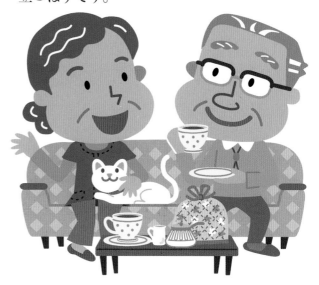

とにかく楽しい厳選問題！
大人気脳トレ「漢字パズル」15

記憶力・認知力アップ

問題を手がかりに一時的に覚える「短期記憶」と子供のころに習った漢字など「思い出す力」を鍛えます。

- 2・17日目 **漢字仲間はずれ**
- 7・22日目 **片づけ四字熟語**
- 10・25日目 **言葉かくれんぼ**
- 13・28日目 **漢字ピックアップ**

漢字仲間はずれ

① 慮 備 残 守 考 留 点

残 ▶ 　 　 　 　

▶ 　 　 　 　 〔答え〕

② 想 資 位 投 理 料 像

投 ▶ 　 　 　 　

▶ 　 　 　 　 〔答え〕

⑤ 同 示 合 談 志 少 展

　 　 　 談 　

▶ 　 　 　 　 〔答え〕

⑥ 碗 順 報 番 道 茶 腕

　 　 　 順 　

▶ 　 　 　 　 〔答え〕

注意力・集中力アップ

指示どおりの文字を探したり、浮かび上がった図形から文字を読み取ったりするなど、注意力・集中力が磨かれます。

- 1・16日目 **四字熟語パーツ探し**
- 5・20日目 **送り仮名結び**
- 9・24日目 **ことわざ間違い探し**
- 11・26日目 **言葉から連想熟語**

送り仮名結び

① イ 小・ ・A さい
ロ 泳・ ・B える
ハ 構・ ・C ぐ

② イ 上・ ・A せ
ロ 幸・ ・B ばす
ハ 飛・ ・C る

③ イ 正・ ・A たい
ロ 指・ ・B しい
ハ 冷・ ・C す

⑥ イ 赤・ ・A きる
ロ 入・ ・B れる
ハ 起・ ・C い

⑦ イ 足・ ・A るい
ロ 切・ ・B る
ハ 明・ ・C りる

⑧ イ 大・ ・A きい
ロ 向・ ・B める
ハ 始・ ・C ける

直感力アップ

知識や経験を総動員して、素早く決断を下したり行動に移したりする力が身につきます。

- 3・18日目 **漢字連想クイズ**
- 6・21日目 **四字熟語ブロック**
- 14・29日目 **漢字ジグソー**

漢字ジグソー

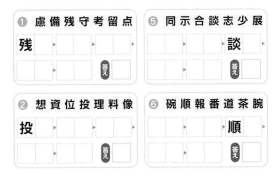

思考力・想起力アップ

論理的に考える問題や推理しながら答えを導く問題で、考える力を磨き、頭の回転力アップが期待できます。

- 4・19日目 **チラリ四字熟語**
- 8・23日目 **ひらがな穴うめ熟語**
- 12・27日目 **歴史人名クイズ**
- 15・30日目 **読み方セレクト**

読み方セレクト

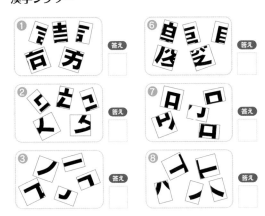

課題 A				
告	石	二	示	農
静	糸	納	支	直
能	文	刻	卵	国
九	黒	持	脳	束
指	豆	三	穀	八

① 「ノウ」と読む漢字4つ
〔答え〕

② 「コク」と読む漢字6つ
〔答え〕

③ 「しじ」と読む熟語2つ
〔答え〕

④ 余った漢字で四字熟語1つ
〔答え〕

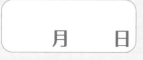

1 日目 四字熟語パーツ探し

実践日

月　　日

難易度❸★★★☆☆

　各問には、四字熟語の一部が欠落した形で提示されています。欠落部分にピタリと当てはめると四字熟語ができ上がるパーツをア〜エの選択肢から1つ選び、解答欄に書いてください。

❶ ▢整然　答え▢
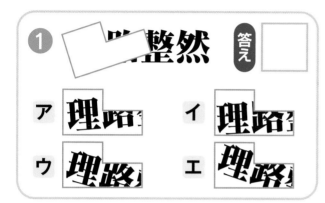
ア 理路　イ 理路
ウ 理路　エ 理路

❺ 三▢▢様　答え▢
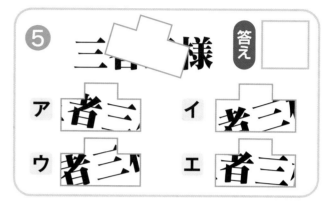
ア 者三　イ 者三
ウ 者三　エ 者三

❷ 空理▢　答え▢
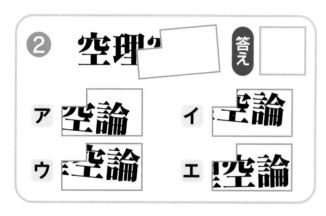
ア 空論　イ 空論
ウ 空論　エ 空論

❻ 単▢▢入　答え▢
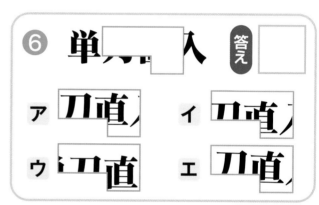
ア 刀直　イ 刀直
ウ 刀直　エ 刀直

❸ ▢▢後　答え▢
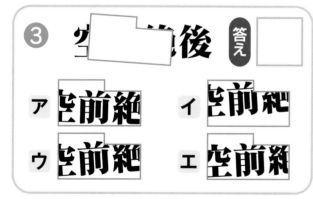
ア 空前絶　イ 空前絶
ウ 空前絶　エ 空前絶

❼ ▢小異　答え▢
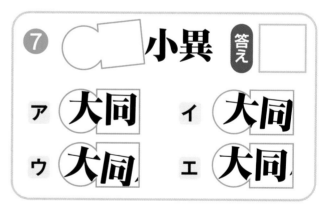
ア 大同　イ 大同
ウ 大同　エ 大同

❹ 一▢▢生　答え▢
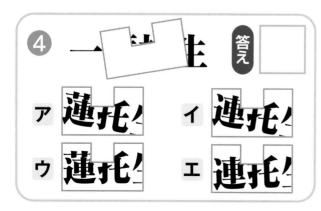
ア 蓮托　イ 連托
ウ 蓮托　エ 連托

❽ ▢白日　答え▢
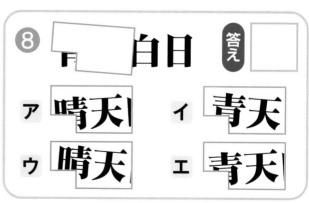
ア 晴天　イ 青天
ウ 晴天　エ 青天

解答 ❶エ、❷ウ、❸ア、❹ウ、❺イ、❻ア、❼イ、❽エ 答解

目標時間

50代まで	60代	70代以上
20分	30分	40分

正答数　　　　　　　　かかった時間

／16問　　　　　分

⑨ 自賛　答え □

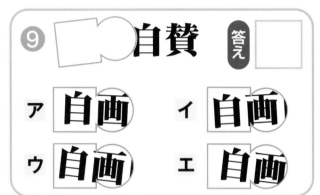

ア 自画　イ 自画
ウ 自画　エ 自画

⑬ 完全　答え □

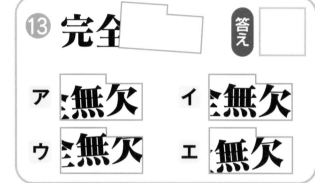

ア 無欠　イ 無欠
ウ 無欠　エ 無欠

⑩ 半疑　答え □

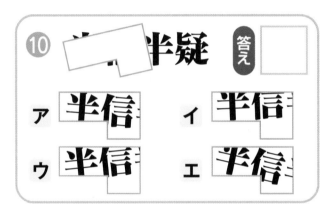

ア 半信　イ 半信
ウ 半信　エ 半信

⑭ 公　大　答え □

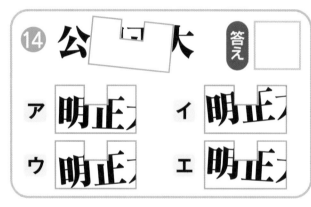

ア 明正　イ 明正
ウ 明正　エ 明正

⑪ 神　役　答え □

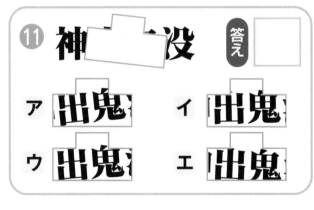

ア 出鬼　イ 出鬼
ウ 出鬼　エ 出鬼

⑮ 賛否　答え □

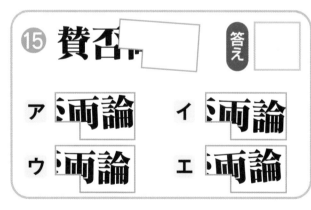

ア 両論　イ 両論
ウ 両論　エ 両論

⑫ 意味　答え □

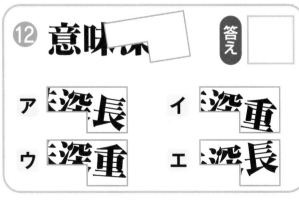

ア 深長　イ 深重
ウ 深重　エ 深長

⑯ 独断　答え □

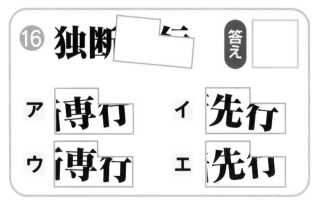

ア 博行　イ 先行
ウ 博行　エ 先行

解答　⑨エ、⑩イ、⑪ア、⑫エ、⑬ウ、⑭イ、⑮エ、⑯ア

漢字仲間はずれ

実践日

月　日

難易度 4 ★★★★☆

　各問の7つの漢字のうち、6つの漢字を使って、二字熟語のしりとりを作ります。できた二字熟語の右側の漢字が次の左側の漢字になります。この二字熟語しりとりで使わなかった漢字を解答欄に入れてください。

❶ 慮 備 残 守 考 留 点

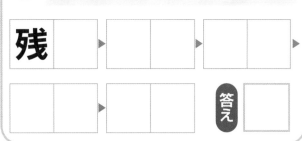

残 ▶ 　 ▶ 　 ▶

　 ▶ 　　答え

❷ 想 資 位 投 理 料 像

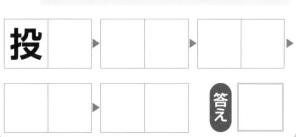

投 ▶ 　 ▶ 　 ▶

　 ▶ 　　答え

❸ 現 名 進 代 前 愛 出

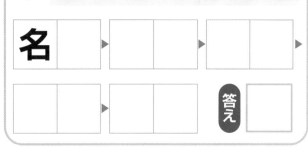

名 ▶ 　 ▶ 　 ▶

　 ▶ 　　答え

❹ 確 月 正 生 実 活 写

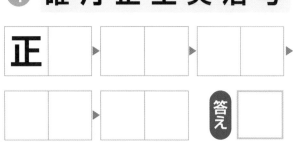

正 ▶ 　 ▶ 　 ▶

　 ▶ 　　答え

❺ 同 示 合 談 志 少 展

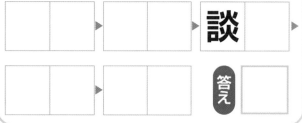

　 ▶ 　 ▶ 談 ▶

　 ▶ 　　答え

❻ 碗 順 報 番 道 茶 腕

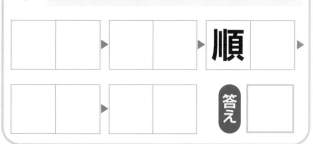

　 ▶ 　 ▶ 順 ▶

　 ▶ 　　答え

❼ 当 河 照 日 明 本 朝

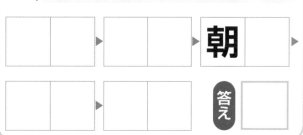

　 ▶ 　 ▶ 朝 ▶

　 ▶ 　　答え

❽ 表 送 情 湯 流 辞 熱

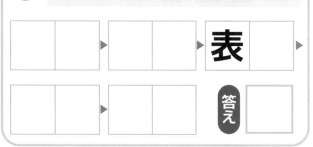

　 ▶ 　 ▶ 表 ▶

　 ▶ 　　答え

言語中枢を格段に磨く！

熟語をしりとりのようにつなげて並べることで、言語中枢である側頭葉を活性化させます。また、認知力や想起力、思考力、情報処理力も大いに磨かれると考えられます。

目標時間

50代まで	60代	70代以上
25分	35分	45分

正答数　　　　　　　かかった時間

／16問　　　分

⑨ 親 幼 近 定 指 功 年

近 ▶ 　 ▶ 　 ▶

　 ▶ 　 ▶ 答え 　

⑬ 愛 初 械 熱 好 恋 機

　 ▶ 　 ▶ 愛 ▶

　 ▶ 　 ▶ 答え 　

⑩ 産 黄 拓 金 葉 魚 卵

産 ▶ 　 ▶ 　 ▶

　 ▶ 　 ▶ 答え 　

⑭ 意 習 覚 練 味 甘 得

　 ▶ 　 ▶ 得 ▶

　 ▶ 　 ▶ 答え 　

⑪ 複 帰 配 回 当 復 宅

回 ▶ 　 ▶ 　 ▶

　 ▶ 　 ▶ 答え 　

⑮ 底 角 寒 徹 境 辺 冷

　 ▶ 　 ▶ 徹 ▶

　 ▶ 　 ▶ 答え 　

⑫ 気 和 祝 温 解 天 放

天 ▶ 　 ▶ 　 ▶

　 ▶ 　 ▶ 答え 　

⑯ 頭 煙 進 滴 頂 突 路

　 ▶ 　 ▶ 進 ▶

　 ▶ 　 ▶ 答え

実践日

月　日

難易度 ❸ ★★★☆☆

❶〜⓴にあるカタカナは、ある言葉から1文字抜いて○に置き換えてバラバラに並べたものです。足りない1文字を補ったうえで、正しく並べて漢字でカッコ内に書いてください。下の言葉は答えのヒントです。

---

❶ ツガ○ザ

(　　　　)

豆知識　　　　トリビア
うんちく　　　クイズ

---

❻ シギン○ュミシ

(　　　　)

デモクラシー　　国民の総意
多数決　　　　　自由選挙

---

❷ クガ○フセイ

(　　　　)

第二ボタン　　詰め襟
ブレザー　　　制服

---

❼ ジカシタ○アガカ

(　　　　)

箱根・竹ノ下の戦い　後醍醐天皇
南北朝時代　　　　　室町幕府

---

❸ リュ○ツキウ

(　　　　)

食糧　　　　輸入
安定供給　　国内産

---

❽ クタンン○カテソ

(　　　　)

望遠鏡　　　星座
天文学　　　流星群

---

❹ ガイニ○ゼジタ

(　　　　)

時代劇　　　同心・与力
十手　　　　投げ銭

---

❾ ンカコミ○ウジョンウ

(　　　　)

ダイエット　　キシリトール
0カロリー　　　味つけ

---

❺ ホウ○ンンザ

(　　　　)

大元　　　　とりまとめ
宗派　　　　比叡山延暦寺

---

❿ ウウキョ○コホウソ

(　　　　)

放送大学　　　NHK
公的機関　　　受信料

解答　❶雑学、❷学生服、❸自給率、❹岡っ引き、❺総本山、❻民主主義、❼足利尊氏、❽天体観測、❾人工甘味料、❿公共放送

情報処理能力と洞察力が根づく

目標時間

50代まで	60代	70代以上
15分	25分	30分

正答数　　　　　　かかった時間

／20問　　　分

カタカナを全体に眺めたときに、答えが浮かび上がってくるようなら、情報処理能力と洞察力がかなり鍛えられています。わからなければ、想起力を刺激する厳選された言葉のヒントを活用してください。

---

⑪ **ジツン◯イョ**

(　　　　　)

製本　　　　出版物
凸版　　　　インク

---

⑫ **ンン◯サベカ**

(　　　　　)

漫才　　　　大阪
近畿方言　　あかん

---

⑬ **コベト◯バウ**

(　　　　　)

ピクニック　　タッパー
ランチ　　　　2段重ね

---

⑭ **イュキ◯シセュ**

(　　　　　)

世紀末　　　メシア
弥勒菩薩　　困窮時

---

⑮ **ンコナ◯ウエ**

(　　　　　)

ほおの内側　　潰瘍
痛み　　　　　粘膜

---

⑯ **ンカシ◯ャラ**

(　　　　　)

遊園地　　　回転
ゴンドラ　　見晴らし

---

⑰ **ョンン◯キサウ**

(　　　　　)

観音開き　　身だしなみ
オシャレ　　ドレッサー

---

⑱ **メホン◯イセケ**

(　　　　　)

貯蓄型　　　死亡保障
掛け捨て　　保険金

---

⑲ **ウンハ◯トト**

(　　　　　)

突出　　　　日本海
富山湾　　　北陸

---

⑳ **スクパ◯ンシ**

(　　　　　)

鼓動　　　　心電図
ペース　　　脈拍

チラリ四字熟語

実践日

月　日

各問、漢字が4個バラバラに並んでいますが、漢字の一部分しか見えていません。それぞれの漢字を推測し、四字熟語になるよう並べ替えてください。各ページのリストにある36文字の漢字が使われています。

難易度 ③ ★★★☆☆

①〜⑨の
リスト

東	山	士	己	三	緒	生	死	深	示	手	寸
一	国	舌	馬	中	索	徒	言	起	耳	居	回
自	情	谷	空	風	異	拳	暗	暗	幽	先	模

①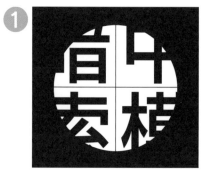

答え □□□□

②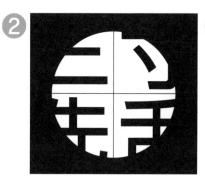

答え □□□□

③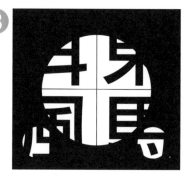

答え □□□□

④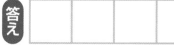

答え □□□□

⑤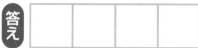

答え □□□□

⑥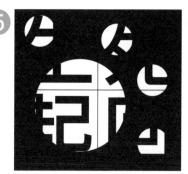

答え □□□□

⑦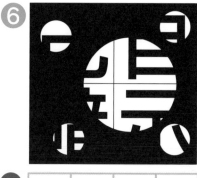

答え □□□□

⑧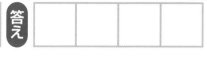

答え □□□□

⑨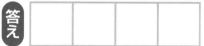

答え □□□□

解答　①暗中模索、②空中分解、③馬耳東風、④異国情緒、⑤起死回生、⑥自己暗示、⑦徒手空拳、⑧三三五五、⑨深山幽谷

想起力やイメージ力を鍛錬

目標時間

50代まで	60代	70代以上
20分	25分	30分

正答数　　　　　　かかった時間

／18問　　　分

　穴からチラリと見えている4つの漢字から全体を推測することで、脳のイメージ力や想起力が鍛えられます。また、注意力や推理力、直感力を養うこともできると考えられます。

⑩〜⑱のリスト

秋	面	折	源	金	下	妄	始	終	状	余	夏
被	石	転	酌	食	紆	量	貫	反	医	情	師
同	害	冬	一	急	吉	教	曲	想	春	直	部

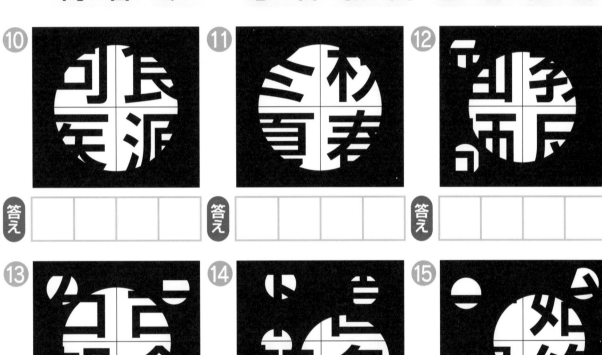

⑩　答え

⑪　答え

⑫　答え

⑬　答え

⑭　答え

⑮　答え

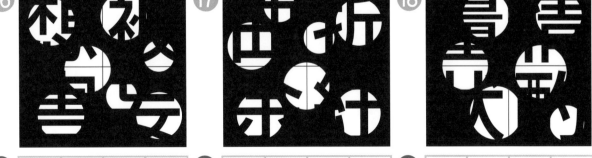

⑯　答え

⑰　答え

⑱　答え

31

送り仮名結び

実践日

＿＿月＿＿日

難易度❸★★★☆☆

各問で提示されたイ～ハの漢字の送り仮名として、最も適切なものをＡ～Ｃより選び、それぞれ線を引いて結びつけてください。結びつかないものはなく、すべての問題で３つの言葉が成り立ちます。

❶
イ 小・　・Ａ さい
ロ 泳・　・Ｂ える
ハ 構・　・Ｃ ぐ

❷
イ 上・　・Ａ せ
ロ 幸・　・Ｂ ばす
ハ 飛・　・Ｃ る

❸
イ 正・　・Ａ たい
ロ 指・　・Ｂ しい
ハ 冷・　・Ｃ す

❹
イ 青・　・Ａ える
ロ 晴・　・Ｂ い
ハ 代・　・Ｃ れる

❺
イ 高・　・Ａ い
ロ 起・　・Ｂ こす
ハ 散・　・Ｃ る

❻
イ 赤・　・Ａ きる
ロ 入・　・Ｂ れる
ハ 起・　・Ｃ い

❼
イ 足・　・Ａ るい
ロ 切・　・Ｂ る
ハ 明・　・Ｃ りる

❽
イ 大・　・Ａ きい
ロ 向・　・Ｂ める
ハ 始・　・Ｃ ける

❾
イ 立・　・Ａ しい
ロ 親・　・Ｂ つ
ハ 住・　・Ｃ む

❿
イ 歌・　・Ａ る
ロ 作・　・Ｂ える
ハ 答・　・Ｃ う

解答　❶イＡ・ロＣ・ハＢ、❷イＡ・ロＣ・ロＡ・ハＢ、❸イＢ・ロＣ・ハＡ、❹イＣ・ロＡ・ハＢ、❺イＡ・ロＢ・ハＣ、❻イＣ・ロＢ・ハＡ、❼イＣ・ロＢ・ハＡ、❽イＡ・ロＣ・ハＢ、❾イＢ・ロＡ・ハＣ、❿イＣ・ロＢ・ハＵ

注意力も言語力も身につく

漢字と送り仮名が結びつかず、3つの言葉が作れない場合は不正解になるので、注意力を鍛える訓練になります。また、言語力や想起力のアップにも役立つことが期待できます。

目標時間

50代まで	60代	70代以上
10分	15分	20分

正答数　　　　　　　かかった時間

／20問　　　　分

⑪ イ 預・　・A える
　 ロ 支・　・B う
　 ハ 戦・　・C ける

⑯ イ 潔・　・A る
　 ロ 任・　・B せる
　 ハ 去・　・C い

⑫ イ 登・　・A める
　 ロ 反・　・B る
　 ハ 改・　・C らす

⑰ イ 守・　・A る
　 ロ 祝・　・B てる
　 ハ 建・　・C う

⑬ イ 報・　・A いる
　 ロ 営・　・B む
　 ハ 申・　・C す

⑱ イ 似・　・A る
　 ロ 許・　・B える
　 ハ 応・　・C す

⑭ イ 負・　・A る
　 ロ 治・　・B まれる
　 ハ 生・　・C ける

⑲ イ 現・　・A び
　 ロ 再・　・B う
　 ハ 笑・　・C れる

⑮ イ 老・　・A か
　 ロ 険・　・B ける
　 ハ 豊・　・C しい

⑳ イ 買・　・A す
　 ロ 返・　・B う
　 ハ 味・　・C わう

解答　⑯イC・ロB・ハA、⑰イA・ロC・ハB、⑱イA・ロC・ハB、⑲イC・ロA・ハB、⑳イB・ロA・ハC。
⑪イC・ロB・ハA、⑫イB・ロC・ハA、⑬イA・ロB・ハC、⑭イC・ロA・ハB、⑮イB・ロC・ハA、

33

四字熟語ブロック

実践日

月　日

難易度❸★★★☆☆

各問に6個の四字熟語を構成する24個の漢字がブロックごとに隠れています。それぞれの四字熟語ごとに線で囲み、隠れている6個の四字熟語を解答欄にすべて書き出してください。

❶

世	一	代	長	異	口
一	意	味	深	同	音
楚	歌	中	意	気	投
四	面	暗	模	索	合

① □□□□
② □□□□
③ □□□□
④ □□□□
⑤ □□□□
⑥ □□□□

❷

結	転	承	不	心	一
難	題	起	乱	報	楽
理	意	因	果	応	哀
無	気	消	沈	喜	怒

① □□□□
② □□□□
③ □□□□
④ □□□□
⑤ □□□□
⑥ □□□□

脳活ポイント

直感力や注意力が向上！

目標時間

50代まで	60代	70代以上
15分	20分	30分

正答数　　　　　　かかった時間

／24問　　　　　分

　縦4マス×横6マスに並んだ漢字の中から四字熟語を探し出すことで、直感力や注意力が著しく向上します。また、語彙力や想起力を鍛える効果も大いに期待できます。

❸

柔	末	本	倒	者	一
断	優	転	句	耕	二
不	付	雷	辞	読	択
和	同	美	麗	晴	雨

①
②
③
④
⑤
⑥

❹

人	若	傍	古	東	今
無	苦	無	有	西	同
悪	闘	長	象	象	越
戦	短	一	一	舟	呉

①
②
③
④
⑤
⑥

実践日

　月　日

難易度 ❸ ★★★☆☆

解答欄の外側にある16個の漢字を、それぞれの矢印の進行方向にある４つのマスのいずれかに入れて、①〜④の４つの四字熟語を作ってください。４つの四字熟語がすべて埋まったら正解です。

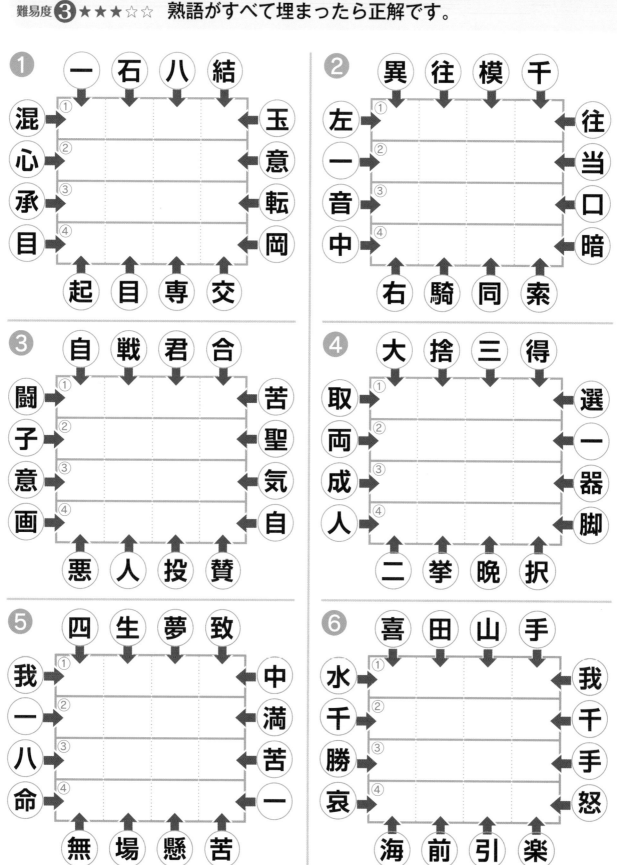

① 一 石 八 結
混→① ←玉
心→② ←意
承→③ ←転
目→④ ←岡
起 目 専 交

② 異 往 模 千
左→① ←往
一→② ←当
音→③ ←口
中→④ ←暗
右 騎 同 索

③ 自 戦 君 合
闘→① ←苦
子→② ←聖
意→③ ←気
画→④ ←自
悪 人 投 賛

④ 大 捨 三 得
取→① ←選
両→② ←一
成→③ ←器
人→④ ←脚
二 挙 晩 択

⑤ 四 生 夢 致
我→① ←中
一→② ←満
八→③ ←苦
命→④ ←一
無 場 懸 苦

⑥ 喜 田 山 手
水→① ←我
千→② ←千
勝→③ ←手
哀→④ ←怒
海 前 引 楽

解答

① ⑴一石二鳥、⑵起死回生、⑶心機一転、⑷自由自在
② ⑴暗中模索、⑵一騎当千、⑶異口同音、⑷右往左往
③ ⑴悪戦苦闘、⑵聖人君子、⑶意気投合、⑷自画自賛
④ ⑴取捨選択、⑵一挙両得、⑶大器晩成、⑷二人三脚
⑤ ⑴一生懸命、⑵無我夢中、⑶八方美人、⑷起死回生
⑥ ⑴我田引水、⑵前人未到、⑶海千山千、⑷喜怒哀楽

思考力と判断力を鍛錬する

まず、どんな四字熟語になるか見当をつけるのに、想起力が働きます。次に、どのように文字を組めばマスがきれいに埋まるかを考える、思考力と判断力が継続して使われます。12問解くのに集中力も必要。

目標時間

50代まで	60代	70代以上
25分	30分	40分

正答数　　　　　かかった時間

／12問　　　　分

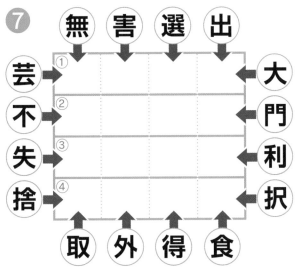

❼

上：無　害　選　出
左：芸　不　失　捨
右：大　門　利　択
下：取　外　得　食

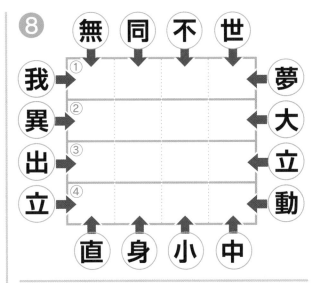

❽

上：無　同　不　世
左：我　異　出　立
右：夢　大　立　動
下：直　身　小　中

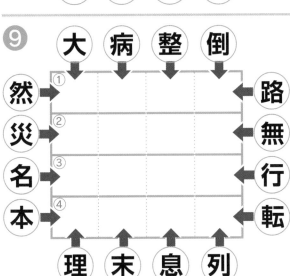

❾

上：大　病　整　倒
左：然　災　名　本
右：路　無　行　転
下：理　末　息　列

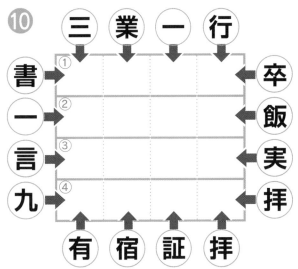

❿

上：三　業　一　行
左：書　一　言　九
右：卒　飯　実　拝
下：有　宿　証　拝

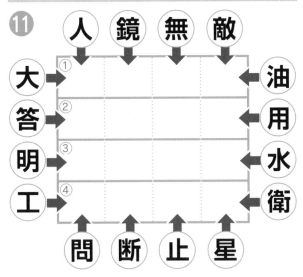

⓫

上：人　鏡　無　敵
左：大　答　明　工
右：油　用　水　衛
下：問　断　止　星

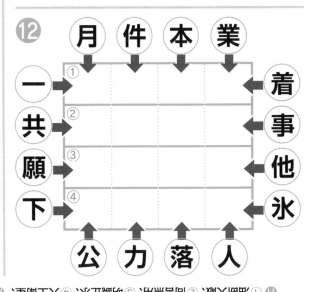

⓬

上：月　件　本　業
左：一　共　願　下
右：着　事　他　氷
下：公　力　落　人

ひらがな穴うめ熟語

実践日

月　日

難易度 ❸ ★★★☆☆

①～⑥は熟語の読み仮名です。A、BあるいはA～Cの記号には、それぞれ共通のひらがなが入ります。各記号に入るひらがなを答え、それからリストの漢字を使ってもとの熟語を書いてください。

❶

① Aっ Bう

② だAし

③ Bん Aん

④ Aい Bく

⑤ ずAB うさく

⑥ Bう Aん むち

答え
①
②
③
④
⑤
⑥

リスト
子 工 学 外 図 願 校 国 恥
懇 画 作 顔 菓 無 厚 駄

記号に入る文字
A 　　 B

❷

① AB ゆき

② Bっ Cう

③ Cう Aう

④ Aまつ B

⑤ けいAう Cう

⑥ ぜんCた Bん

答え
①
②
③
④
⑤
⑥

リスト
小 光 前 多 豆 雪 菜 投
灯 松 粉 稿 納 途 蛍 難

記号に入る文字
A 　　 B 　　 C

解答
❶ A=が、B=こ ①学校、②駄菓子、③願書、④外国、⑤図画工作、⑥厚顔無恥
❷ A=こ、B=な、C=と ①雪国、②納豆、③投稿、④小松菜、⑤蛍光灯、⑥前途多難

想起力と思考力を使って探す

ＡＢＣの含まれた言葉を見て、どのような熟語かを当てるのには、自分の知っている熟語から想起力と思考力を使って探す作業になります。難しく感じる場合は、リストの漢字から考えてもいいでしょう。

目標時間

50代まで	60代	70代以上
25分	30分	35分

正答数　　　　　　かかった時間

／24問　　　　　分

❸
① すＡＢう
② てＡＢ
③ ろっＢＡぎ
④ かＡＢうやく
⑤ にっしＡげっＢ
⑥ はっＢうびじＡ

答え
①
②
③
④
⑤
⑥

リスト　薬 八 寸 美 方 店 本 方 六 歩 舗 漢 日 月 進 法 人 木

記号に入る文字
A　　　　B

❹
① ＡいこＢ
② こＣＣＢ
③ ＡＢし
④ ぜＢＡいみもＢ
⑤ ＡＢとＣ
⑥ ごＢごどＣＡＢ

答え
①
②
③
④
⑤
⑥

リスト　大 言 代 冬 断 道 運 未 子 根 男 聞 前 語 幸 暖

記号に入る文字
A　　　　B　　　　C

ことわざ間違い探し

❶～㉔には、日常よく使われることわざや慣用句が並んでいますが、それぞれ1ヵ所、間違った漢字が使われています。その間違った漢字を見つけ、正しい漢字に改めてください。

実践日
　　　月　　　日

難易度❸★★★☆☆

❶ 井の中の蛙深海を知らず　　　誤 [　] 正▶[　]

❷ 弘法箸を選ばず　　　誤 [　] 正▶[　]

❸ 柔よく剛を通す　　　誤 [　] 正▶[　]

❹ 悪銭気につかず　　　誤 [　] 正▶[　]

❺ 勤労は成功の母　　　誤 [　] 正▶[　]

❻ 年寄りの冷や奴　　　誤 [　] 正▶[　]

❼ 売り言葉に合い言葉　　　誤 [　] 正▶[　]

❽ 緑の下の力持ち　　　誤 [　] 正▶[　]

❾ 床に描いた餅　　　誤 [　] 正▶[　]

❿ 生ずるより産むが易し　　　誤 [　] 正▶[　]

⓫ 覆水器に返らず　　　誤 [　] 正▶[　]

⓬ 船頭多くして嵐山に登る　　　誤 [　] 正▶[　]

解答 ①深→大、②箸→筆、③通→制、④気→身、⑤勤→勉、⑥奴→汗、⑦合→買、⑧緑→縁、⑨床→絵、⑩生→案、⑪器→盆、⑫嵐→船

文字に集中して注意力を高める

会話などでよく使われることわざを集めてありますが、注意力が衰えていると気づけない間違いが含まれています。素早く解こうとせずに、文字をじっくり見て集中力を高めながら解きましょう。

目標時間

50代まで	60代	70代以上
15分	20分	25分

正答数　　　　　　　　かかった時間

／24問　　　　分

⑬ 老いたる父は道を忘れず　　誤 ▶正

⑭ 情も涙もない　　誤 ▶正

⑮ 挨拶は金の氏神　　誤 ▶正

⑯ 皮を切らせて骨を断つ　　誤 ▶正

⑰ 顔隠して尻隠さず　　誤 ▶正

⑱ 子供の喧嘩に口が出る　　誤 ▶正

⑲ 箸にも網にもかからない　　誤 ▶正

⑳ 知ある鷹は爪を隠す　　誤 ▶正

㉑ 手も足も見ない　　誤 ▶正

㉒ 後ろ髪を指される　　誤 ▶正

㉓ 買って兜の緒を締めよ　　誤 ▶正

㉔ 一寸の子にも五分の魂　　誤 ▶正

解答 ⑬父→馬、⑭情→血、⑮金→渡、⑯皮→肉、⑰顔→頭、⑱口→手、⑲網→棒、⑳知→能、㉑見→出、㉒指→引、㉓買→勝、㉔子→虫

言葉かくれんぼ

実践日

月　日

難易度 **3** ★★★☆☆

大きさや向きの異なる2字〜4字の言葉がたくさん書かれた図を見て、各問に答えてください。答えは、図の熟語から探して、指定された個数分を解答欄に書きましょう。それぞれのページごとに答えてください。

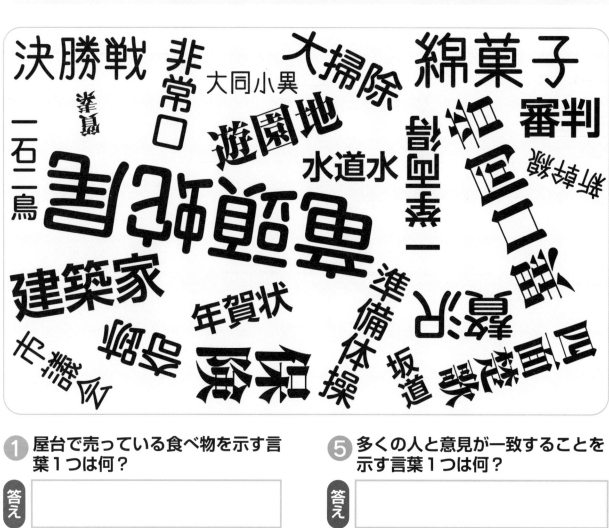

① 屋台で売っている食べ物を示す言葉1つは何？

答え

② 年末にやるべき行為を示す言葉1つは何？

答え

③ 同じ意味を持つ言葉2つは何と何？

答え

④ 周りに味方がいないことを示す言葉1つは何？

答え

⑤ 多くの人と意見が一致することを示す言葉1つは何？

答え

⑥ 意味が反対になる2つの言葉は何と何？

答え

⑦ スポーツに関連が深い言葉3つは何と何と何？

答え

⑧ 最初と最後の漢字が同じ言葉1つは何？

答え

解答
①綿菓子、②大掃除、③一石二鳥・一挙両得、④四面楚歌、⑤異口同音、⑥賛成・反対、⑦準備体操・審判・決勝戦、⑧水道水

頭頂葉が鍛えられ認知力が向上！

図に書かれている熟語は大きさ・向き・書体がすべてバラバラなので、それぞれを識別するさいに、物の形を認識する頭頂葉が特に鍛えられます。認知力の向上に大いに役立ちます。

目標時間

50代まで	60代	70代以上
15分	20分	25分

正答数　　　　　　かかった時間

／16問　　　分

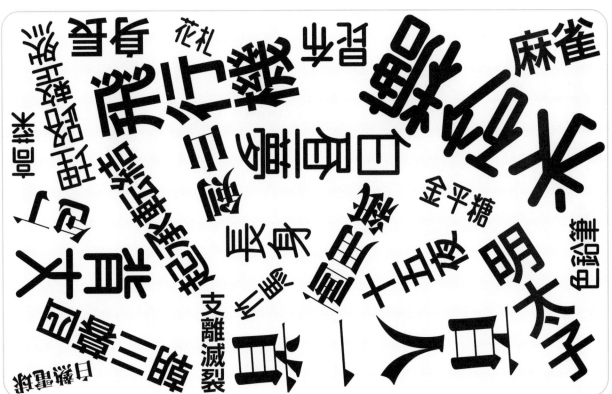

⑨ カードゲームを示す言葉2つは何と何？

答え

⑩ 朝・昼・夜の文字のどれかが入った言葉3つは何と何と何？

答え

⑪ 同じ意味を持つ言葉1組は何と何？

答え

⑫ 美術道具を示す言葉2つは何と何？

答え

⑬ 食材を切る道具を示す言葉1つは何？

答え

⑭ 意味が反対になる言葉1組は何と何？

答え

⑮ おにぎりの具材を示す言葉3つは何と何と何？

答え

⑯ 空を行き来する乗り物を示す言葉1つは何？

答え

解答　⑨花札・麻雀　⑩朝三暮四・白昼夢　⑪十五夜・今宵　⑫画用紙・色鉛筆、⑬包丁、⑭運動神経・支離滅裂、⑮昆布・明太子・高菜、⑯旅客機

43

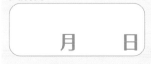

11日目 言葉から連想熟語

実践日

　　月　　日

難易度④★★★★☆

各問で示されているひらがなの言葉からイメージできる二字熟語を3個、ないし4個作るドリルです。二字熟語を作るとき、ワクの中にある漢字を1回ずつ、すべて使い切ってください。答えは順不同です。

① あぶない

| 険 | 物 | 死 | 騒 |
| 九 | 危 | | |

答え □□　答え □□

答え □□

② ていねい

| 重 | 細 | 念 | 心 |
| 丹 | 丁 | | |

答え □□　答え □□

答え □□

③ きらい

| 傷 | 快 | 嫌 | 食 |
| 拒 | 不 | 絶 | 悪 |

答え □□　答え □□

答え □□　答え □□

④ ゆたか

| 余 | 沢 | 豊 | 華 |
| 満 | 潤 | 裕 | 豪 |

答え □□　答え □□

答え □□　答え □□

⑤ すこやか

| 夫 | 者 | 息 | 達 |
| 全 | 災 | 丈 | 健 |

答え □□　答え □□

答え □□　答え □□

⑥ わかる

| 了 | 承 | 納 | 明 |
| 得 | 知 | 判 | 解 |

答え □□　答え □□

答え □□　答え □□

解答

④余裕・潤沢・豊満・華豪、⑤夫丈・災害・息災・丈夫、健達、⑥了知・承明・判明・納得・了解

①物騒・危険・九死、②細心・丹念・丁重、③傷害・嫌悪・食傷・拒絶・不快

集中力を使って記憶力も高める

イメージの言葉を常に思い出しながら、集中力を鍛えるつもりで素早く2字熟語を作ってみましょう。答えを書くさいには、ワク内の漢字はなるべく見ずに書くようにすれば記憶力も高まります。

目標時間

50代まで	60代	70代以上
25分	35分	45分

正答数　　　　　　かかった時間

／12問　　　分

---

❼ せいしつ

特　分　質　独
性　素

答え ☐☐　　答え ☐☐

答え ☐☐

❽ まける

降　帽　完　脱
敗　参

答え ☐☐　　答え ☐☐

答え ☐☐

❾ つめたい

冷　邪　涼　情
険　徹　清　薄

答え ☐☐　　答え ☐☐

答え ☐☐　　答え ☐☐

❿ こころ

内　精　中　心
神　根　面　胸

答え ☐☐　　答え ☐☐

答え ☐☐　　答え ☐☐

⓫ かしこい

明　英　口　賢
利　転　知　機

答え ☐☐　　答え ☐☐

答え ☐☐　　答え ☐☐

⓬ たえる

忍　抱　苦　我
堪　慢　辛　節

答え ☐☐　　答え ☐☐

答え ☐☐　　答え ☐☐

解答　⑩精神・胸中・内面・心根 ⑪英知・利口・機転・賢明、⑫我慢・辛抱・堪忍・苦節
⑦特性・性分・素質・特質 ⑧完敗・降参・脱帽 ⑨冷徹・邪険・清涼・薄情

歴史人名クイズ

実践日

　　月　　日

難易度 ❺ ★★★★★

各問の文章を読んで、思い当たる歴史上の人物名を漢字で書いてください。解答欄にヒントの漢字が書かれているものもあります。なお、右下の漢字リストは、1問につき1文字利用します。

① 飛鳥時代の女流歌人。『万葉集』に長歌・短歌が収録されている。

　　　　王

② 飛鳥時代の遣隋使。中国へ聖徳太子の手紙を運んだとされる。

　　妹

③ 大化の改新で討たれ、お家凋落のきっかけになる。

　　　　鹿

④ 日本三大随筆の『方丈記』を記した平安末期・鎌倉初期の歌人。

⑤ 織田信長に利用されたあげく、追い出された当時の将軍。

足

⑥ 半兵衛の名で有名な秀吉の軍師。

　　重

⑦ 幼名は拾丸。大坂の陣で徳川家康に滅ぼされる。

豊

⑧ 江戸時代の国学者で「もののあはれ」の提唱者。

　　居

⑨ 弥次さん喜多さんの『東海道中膝栗毛』の作者。

　　　舎　　九

⑩ 新選組一番隊組長。池田屋事件で活躍。

　　田

⑪ 明治維新後、欧米の文化・制度を視察した。旧500円札肖像。

　　　　視

①〜⑪のリスト

具	鴨	返	司
頼	宣	竹	昭
額	野	蘇	

解答　①額田王、②小野妹子、③蘇我入鹿、④鴨長明、⑤足利義昭、⑥竹中重治、⑦豊臣秀頼、⑧本居宣長、⑨十返舎一九、⑩沖田総司、⑪岩倉具視

想起力をフル活用しよう

知識の蓄えがものをいいますが、ヒントの漢字から想起力を使って人物名を推理してみましょう。知らない人物がいたら覚えて、記憶力もつけましょう。何回もくり返して解いてみてください。

目標時間

50代まで	60代	70代以上
40分	50分	60分

正答数　　　　　かかった時間

／22問　　　　分

⑫ 『万葉集』第一の歌人といわれる。歌聖。

☐ ☐ 人 ☐ 呂

⑬ 源頼朝の妻。頼朝の死後、尼将軍として幕府の実権を握った。

☐ ☐ ☐ 子

⑭ 「海道一の弓取り」の異名を持つ。桶狭間の戦いで敗れた。

☐ ☐ ☐ ☐

⑮ 三好長慶の家臣として頭角を現す。平蜘蛛茶釜を壊して自害。

☐ 永 ☐ ☐

⑯ 虎退治の話が有名。熊本城を築城。

☐ ☐ ☐ ☐

⑰ 幸村の名で有名。旗印は「六文銭」。

☐ ☐ ☐ 信

⑱ 浮世草子の作者。『好色一代男』『世間胸算用』が有名。

井 ☐ ☐ ☐

⑲ 明治維新のきっかけになった「桜田門外の変」で暗殺された。

☐ ☐ ☐ 弼

⑳ 近代日本画の中心画家として活躍。日本美術院創設に参加。

横 ☐ ☐ ☐

㉑ 『刺青』『痴人の愛』『細雪』などの作品で知られる小説家。

☐ 崎 ☐ ☐

㉒ 24歳という若さで亡くなった女流作家。5000円札の肖像。

樋 ☐ ☐ ☐

⑫〜㉒のリスト

繁	柿	葉	義
正	条	鶴	潤
伊	観	秀	

実践日

月　日

難易度④★★★★☆

各問、3×3マスの中に漢字が1字ずつ入っていて、全部で9つの漢字が提示されています。この漢字を指定された個数分拾い上げ、上に示されているテーマに沿った名前や言葉を解答欄に書いてください。

四字熟語

① 4文字

断	本	頭
心	機	却
道	滅	熱

答え

② 4文字

明	和	大
昭	公	小
令	正	中

答え

③ 4文字

外	実	厚
篤	野	赤
臓	温	森

答え

幕末の人物名

④ 4文字

本	所	田
猪	馬	坂
龍	上	子

答え

⑤ 4文字

保	任	垣
北	板	進
退	阪	助

答え

⑥ 5文字

窪	久	通
大	質	里
保	紀	利

答え

戦国時代の人物名

⑦ 4文字

真	林	武
信	杉	二
伊	玄	田

答え

⑧ 4文字

義	也	川
敬	江	元
今	洋	将

答え

⑨ 4文字

左	家	田
利	前	手
後	絶	右

答え

解答
①心頭滅却、②明治正大、③個室篤実、④坂本龍馬、⑤板垣退助、⑥大久保利通、⑦武田信玄、⑧今川義元、⑨前田利家

目で見る力と記憶力を養う

目標時間

50代まで	60代	70代以上
15分	20分	25分

正答数　　　　　　　かかった時間

／18問　　　　分

各問にある９つの漢字から答えに使う漢字を見極めなければならないため、目で見る力や記憶力が養われます。また、テーマから連想して思い出す力も鍛えられると考えられます。

三字熟語か四字熟語

⑩ 4文字

喜	世	立
身	品	列
結	出	具

答え

⑪ 3文字

係	植	保
芸	過	映
護	西	遺

答え

⑫ 3文字

優	小	村
気	革	中
袋	竹	路

答え

乗り物の名前

⑬ 5文字

気	今	関
金	蒸	入
車	機	手

答え

⑭ 4文字

保	市	電
路	悲	皮
車	向	面

答え

⑮ 3文字

言	乳	付
母	貧	目
戸	森	車

答え

浮世絵師の名前

⑯ 4文字

川	口	山
対	宣	菱
師	多	詞

答え

⑰ 4文字

班	葛	閉
斎	姿	北
飾	律	覧

答え

⑱ 4文字

広	梅	歌
連	潔	国
川	重	算

答え

解答　⑩立身出世、⑪過保護、⑫小気味、⑬蒸気機関車、⑭路面電車、⑮乳母車、⑯菱川師宣、⑰葛飾北斎、⑱歌川広重

漢字ジグソー

実践日

月　　日

難易度 ④ ★★★★☆

各問、ある1つの漢字が5つの断片に分かれています。それらのピースを頭の中で組み合わせ、元の漢字1字を当ててください。まず、答えの漢字を思い浮かべ、問題と照らし合わせると答えやすいでしょう。

① 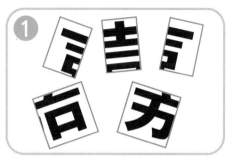　答え

⑥ 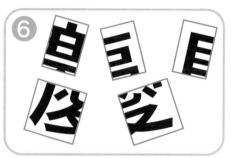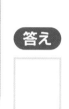　答え

② 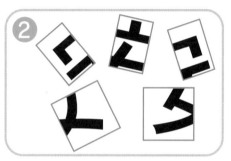　答え

⑦ 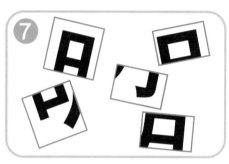　答え

③ 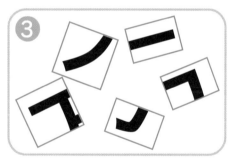　答え

⑧ 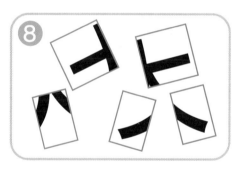　答え

④ 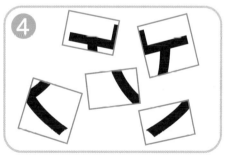　答え

⑨ 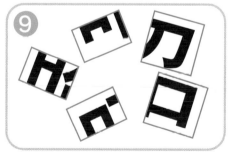　答え

⑤ 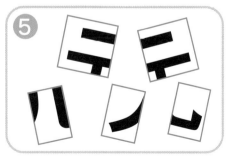　答え

⑩ 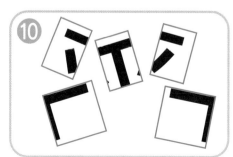　答え

脳活ポイント

直感力も漢字力も鍛える！

　頭の中で完成図をイメージしたり、ピースの組み合わせを直感的に判断したりするため、イメージ力や直感力を担う右脳の活性化に役立つほか、想起力・判断力も養われます。

／20問　　　　分

⑪ 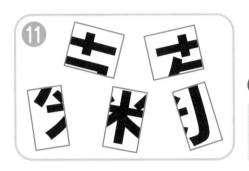 答え

⑯ 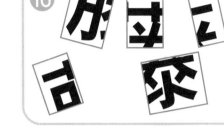 答え

⑫ 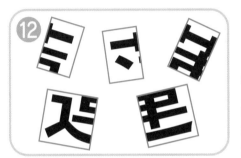 答え

⑰ 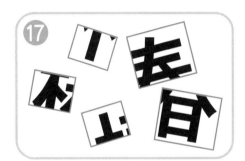 答え

⑬ 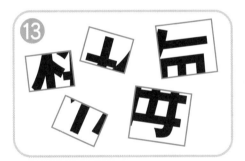 答え

⑱ 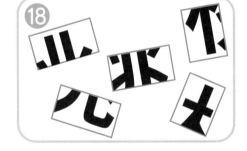 答え

⑭ 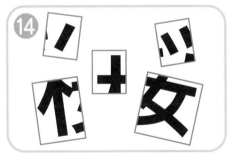 答え

⑲ 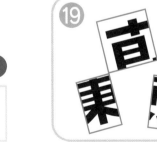 答え

⑮ 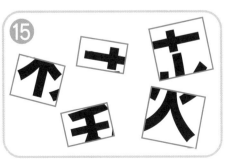 答え

⑳ 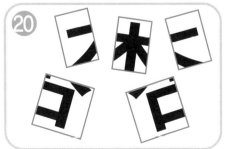 答え

解答 ⑪判、⑫軍、⑬畑、⑭姓、⑮狂、⑯盛、⑰種、⑱泳、⑲闘、⑳足

51

実践日

月　日

難易度 4 ★★★★☆

課題A〜Dの表には、25個の漢字が記されています。この中の漢字から、各問の答えになるものを選んでください。表内の漢字は、それぞれ1度しか使いません。また、答えに用いない漢字も含まれています。

課題 A

告	石	二	示	農
静	糸	納	支	直
能	文	刻	卵	国
九	黒	持	脳	束
指	豆	三	穀	八

1 「ノウ」と読む漢字4つ

答え

2 「コク」と読む漢字6つ

答え

3 「しじ」と読む熟語2つ

答え

4 余った漢字で四字熟語1つ

答え

課題 B

引	漁	弱	星	料
雨	流	衛	印	過
永	員	量	礼	食
強	院	肉	良	世
両	童	飲	五	因

5 「リョウ」と読む漢字5つ

答え

6 「イン」と読む漢字6つ

答え

7 「えいせい」と読む熟語2つ

答え

8 余った漢字で四字熟語1つ

答え

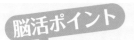

脳活ポイント

側頭葉の働きが向上！

指定された読み方の漢字を選ぶさい、言語中枢をつかさどる側頭葉が刺激されます。また、未使用の漢字から四字熟語を作るときに想起力や直感力、語彙力が養われます。

目標時間

50代まで	60代	70代以上
20分	30分	40分

正答数　　　　　　　　かかった時間

／16問　　　　　分

課題 C

各	応	失	改	角
果	格	商	確	木
心	洗	室	因	新
閣	会	楽	画	事
覚	査	報	質	写

⑨ 「シツ」と読む漢字3つ

答え

⑩ 「カク」と読む漢字7つ

答え

⑪ 「かいしん」と読む熟語2つ

答え

⑫ 余った漢字で四字熟語1つ

答え

課題 D

同	捨	転	体	極
曲	異	射	六	飛
事	局	写	謝	辞
九	者	自	退	口
車	音	態	機	社

⑬ 「キョク」と読む漢字3つ

答え

⑭ 「シャ」と読む漢字7つ

答え

⑮ 「じたい」と読む熟語3つ

答え

⑯ 余った漢字で四字熟語1つ

答え

解答 C⑨失・質・室、⑩各・格・角・画・確・覚・閣、⑪会心・改心、⑫因果応報。D⑬曲・局・極、⑭写・社・者・射・車・謝・捨、⑮事態・自体・辞退、⑯異口同音

53

四字熟語パーツ探し

実践日

　　月　　日

難易度 ❸ ★★★☆☆

各問には、四字熟語の一部が欠落した形で提示されています。欠落部分にピタリと当てはめると四字熟語ができ上がるパーツをア〜エの選択肢から1つ選び、解答欄に書いてください。

① 時代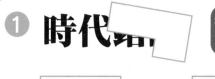　答え□

ア 錯誤　イ 錯誤
ウ 錯誤　エ 錯誤

⑤ 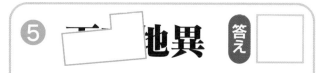地異　答え□

ア 大変　イ 大変
ウ 大変　エ 大変

② 晩回　答え□

ア 名誉　イ 名誉
ウ 名誉　エ 名誉

⑥ 牛飲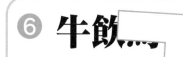　答え□

ア 馬食　イ 馬食
ウ 馬食　エ 馬食

③ 卸礼　答え□

ア 満員　イ 満員
ウ 満員　エ 満員

⑦ 問答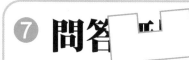　答え□

ア 無用　イ 無用
ウ 無用　エ 無用

④ 決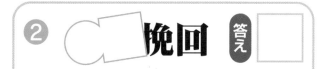票　答え□

ア 戦投　イ 選投
ウ 戦投　エ 選投

⑧ 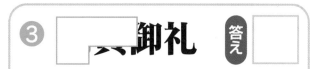薄弱　答え□

ア 意志　イ 意思
ウ 意志　エ 意思

解答 ①ア、②ウ、③エ、④イ、⑤エ、⑥ア、⑦イ、⑧ア

脳活ポイント
注意力・集中力・空間認知力を磨く

4つある文字の入ったパーツの微妙な違いを見つけるのに、注意力と集中力が必要になります。また、パーツを熟語に当てはめたときの整合性を確かめるのに、空間認知力も併せて鍛えられます。

目標時間

50代まで	60代	70代以上
20分	30分	40分

正答数　　　　　かかった時間

／16問　　　分

⑨ 得　　面　答え □

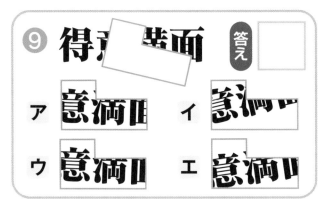

ア 意満正　　イ 意満
ウ 意満　　エ 意満

⑩ 　創痍　答え □

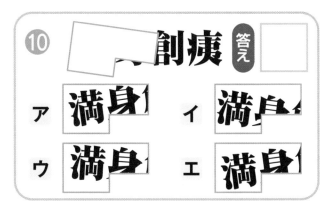

ア 満身　　イ 満身
ウ 満身　　エ 満身

⑪ 取　択　答え □

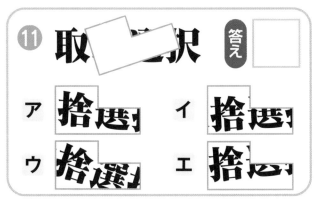

ア 捨選　　イ 捨選
ウ 捨選　　エ 捨

⑫ 自　貫　答え □

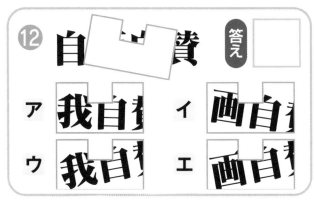

ア 我自貫　　イ 画自
ウ 我自　　エ 画自

⑬ 　美人　答え □

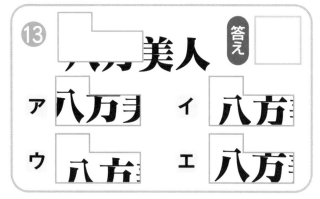

ア 八万　　イ 八方
ウ 八方　　エ 八方

⑭ 　絶倒　答え □

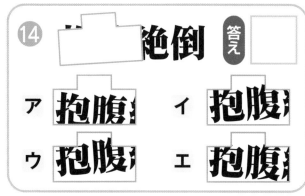

ア 抱腹　　イ 抱腹
ウ 抱腹　　エ 抱腹

⑮ 画竜　　答え □

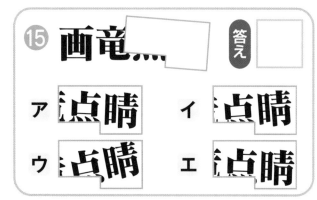

ア 点睛　　イ 点睛
ウ 点睛　　エ 点睛

⑯ 諸行　答え □

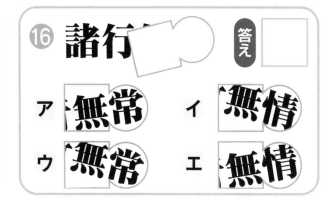

ア 無常　　イ 無情
ウ 無常　　エ 無情

解答 ⑨イ、⑩ウ、⑪ア、⑫エ、⑬ウ、⑭エ、⑮イ、⑯ア

55

漢字仲間はずれ

実践日

月　日

難易度 4 ★★★★☆

　各問の7つの漢字のうち、6つの漢字を使って、二字熟語のしりとりを作ります。できた二字熟語の右側の漢字が次の左側の漢字になります。この二字熟語しりとりで使わなかった漢字を解答欄に入れてください。

❶ 食 球 卓 地 空 外 団

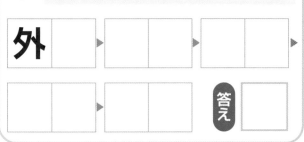

外 ▶ □ ▶ □ ▶

□ ▶ □ 答え □

❺ 睡 賛 熟 師 成 称 眠

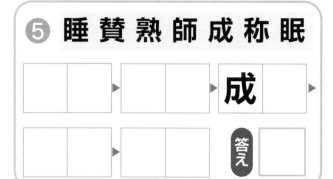

□ ▶ 成 ▶

□ ▶ □ 答え □

❷ 絶 換 交 努 互 気 拒

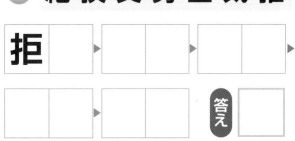

拒 ▶ □ ▶ □ ▶

□ ▶ □ 答え □

❻ 測 期 定 約 憶 規 記

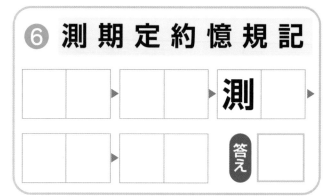

□ ▶ 測 ▶

□ ▶ □ 答え □

❸ 腰 恩 物 嵐 痛 謝 感

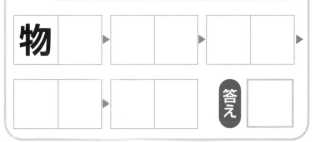

物 ▶ □ ▶ □ ▶

□ ▶ □ 答え □

❼ 科 説 玉 化 教 伝 目

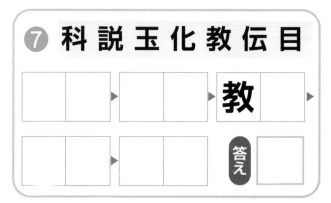

□ ▶ 教 ▶

□ ▶ □ 答え □

❹ 親 女 友 転 両 向 好

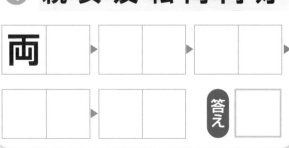

両 ▶ □ ▶ □ ▶

□ ▶ □ 答え □

❽ 明 安 出 庫 外 心 治

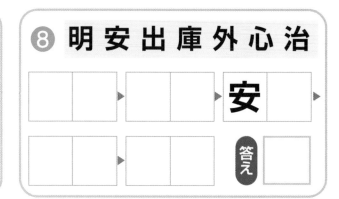

□ ▶ 安 ▶

□ ▶ □ 答え □

言語中枢を格段に磨く!

熟語をしりとりのようにつなげて並べることで、言語中枢である側頭葉を活性化させます。また、認知力や想起力、思考力、情報処理力も大いに磨かれると考えられます。

目標時間

50代まで	60代	70代以上
25分	35分	45分

正答数　　　　　　　かかった時間

／16問　　　　分

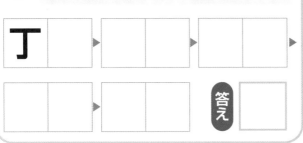

⑨ 容 重 姿 丁 理 美 心

丁 ▶ 　 ▶ 　 ▶
　 ▶ 　 答え

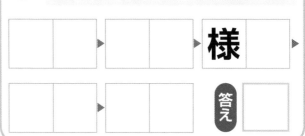

⑬ 異 分 様 峠 子 差 岐

　 ▶ 　 ▶ 様 ▶
　 ▶ 　 答え

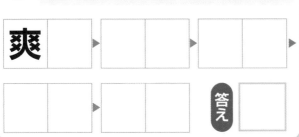

⑩ 快 官 羽 器 僚 楽 爽

爽 ▶ 　 ▶ 　 ▶
　 ▶ 　 答え

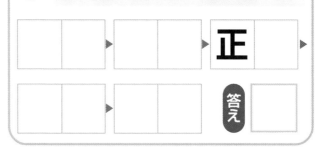

⑭ 正 居 座 訂 星 敷 改

　 ▶ 　 ▶ 正 ▶
　 ▶ 　 答え

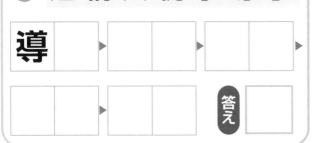

⑪ 選 柄 入 税 挙 導 手

導 ▶ 　 ▶ 　 ▶
　 ▶ 　 答え

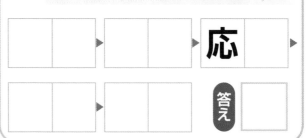

⑮ 違 応 身 護 反 援 鳥

　 ▶ 　 ▶ 応 ▶
　 ▶ 　 答え

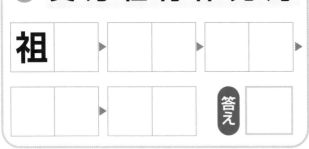

⑫ 質 方 祖 行 体 先 角

祖 ▶ 　 ▶ 　 ▶
　 ▶ 　 答え

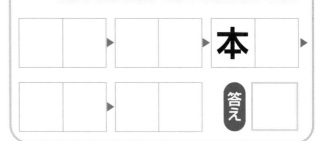

⑯ 財 本 屋 家 床 台 閥

　 ▶ 　 ▶ 本 ▶
　 ▶ 　 答え

実践日

月　日

難易度❸ ★★★☆☆

❶～⓴にあるカタカナは、ある言葉から1文字抜いて○に置き換えてバラバラに並べたものです。足りない1文字を補ったうえで、正しく並べて漢字でカッコ内に書いてください。下の言葉は答えのヒントです。

❶ **ジョ○ウ**

（　　　　　）

姓　　　　　　高橋
鈴木　ファミリーネーム

❻ **ガウド○ンジブ**

（　　　　　）

新見南吉　　子供向け
トム・ソーヤ　赤い鳥

❷ **ケケン○サイ**

（　　　　　）

嗅覚　　　　人命救助
麻薬犯　　シェパード

❼ **リュョ○シジウュ**

（　　　　　）

泡盛　　　　ウィスキー
蒸発・冷却　アルコール度数

❸ **ンョ○カウ**

（　　　　　）

見舞い　　熱冷まし
世話　　　家族

❽ **ヨチウ○ムテ**

（　　　　　）

上下　　　　運送
破損　　　　荷物

❹ **ケン○イカ**

（　　　　　）

牢屋　　　見張り
看守　　　拘置所

❾ **ムヨク○ガトシネ**

（　　　　　）

大岡越前　　　8代め
目安箱　暴れん坊将軍

❺ **ュウテ○ンン**

（　　　　　）

バス　　　ハイヤー
ドライバー　　免許

❿ **ッインイ○ウモト**

（　　　　　）

くり返し　　　会見
質問と返答　　クイズ

解答　❶名字、❷警察犬、❸看病、❹拘置所、❺運転手、❻天国と地獄、❼蒸留酒、❽天地無用、❾徳川吉宗、❿一問一答

情報処理能力と洞察力が根づく

カタカナを全体に眺めたときに、答えが浮かび上がってくるようなら、情報処理能力と洞察力がかなり鍛えられています。わからなければ、想起力を刺激する厳選された言葉のヒントを活用してください。

目標時間

50代まで	60代	70代以上
15分	25分	30分

正答数　　　　　　かかった時間

／20問　　　　分

⑪ ゴシ◯ャ

（　　　　　　）

両親　　　　　養父母
後見人　　　　未成年

⑯ ョン◯タビウ

（　　　　　　）

バースデー　　　クリスマス
祝う　　　　　　ケーキ

⑫ ンャ◯キサ

（　　　　　　）

記念撮影　　　　　　固定
持ち運び用のイス　折りたたみ

⑰ ヒテク◯コイウ

（　　　　　　）

航空機　　　　成績不振
高度　　　　　低水準

⑬ ウョジ◯ュヒイ

（　　　　　　）

1等賞　　　　プロ野球
勝敗　　　　　リーグ戦

⑱ ンダホ◯オウウ

（　　　　　　）

信号　　　　歩行者
白線　　　　手旗

⑭ ンウジセ◯エョイウ

（　　　　　　）

映画　　　　独占
試写会　　　公開前

⑲ イジウ◯コエセン

（　　　　　　）

ロケット　　　気象観測
惑星探査　　　はやぶさ

⑮ ラバク◯ダシイ

（　　　　　　）

父親　　　　中心
支える　　　一家

⑳ ンコギシ◯ヌョジジ

（　　　　　　）

自営業　　　確定申告
独立　　　　屋号

解答　⑯誕生日、⑰低空飛行、⑱横断歩道、⑲人工衛星、⑳個人事業主
⑪保護者、⑫三脚、⑬順位戦、⑭先行上映、⑮大黒柱、

チラリ四字熟語

実践日

　　月　　日

難易度❸★★★☆☆

各問、漢字が4個バラバラに並んでいますが、漢字の一部分しか見えていません。それぞれの漢字を推測し、四字熟語になるよう並べ替えてください。各ページのリストにある36文字の漢字が使われています。

1〜9のリスト

本	到	触	独	大	武	未	目	カ	一	棒	古
劫	尊	小	用	八	道	我	西	今	来	周	岡
文	即	目	発	願	東	永	針	両	他	意	唯

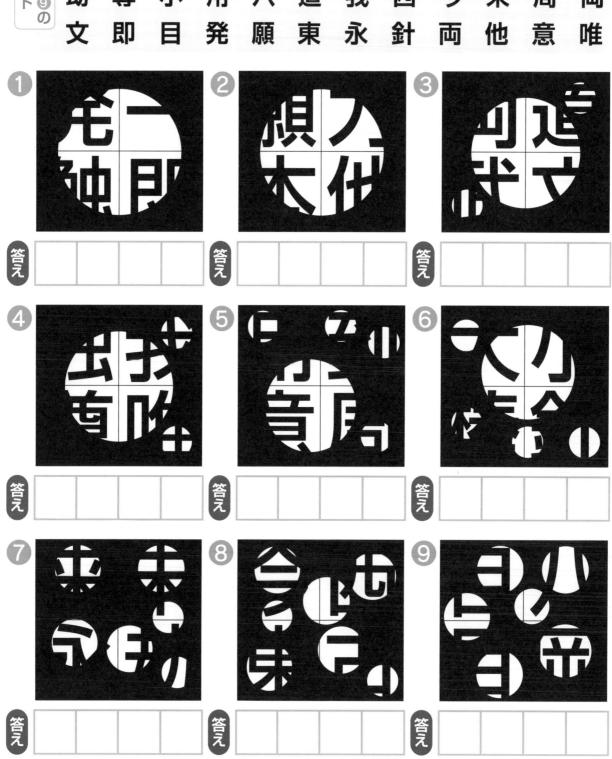

① 答え □□□□

② 答え □□□□

③ 答え □□□□

④ 答え □□□□

⑤ 答え □□□□

⑥ 答え □□□□

⑦ 答え □□□□

⑧ 答え □□□□

⑨ 答え □□□□

解答　①一触即発、②他力本願、③古今東西、④唯我独尊、
⑤用意周到、⑥針小棒大、⑦未来永劫、⑧大同小異、⑨周目八目

想起力やイメージ力を鍛錬

穴からチラリと見えている4つの漢字から全体を推測することで、脳のイメージ力や想起力が鍛えられます。また、注意力や推理力、直感力を養うこともできると考えられます。

⏱ 目標時間

50代まで	60代	70代以上
20分	25分	30分

正答数 ／18問　　　かかった時間 　分

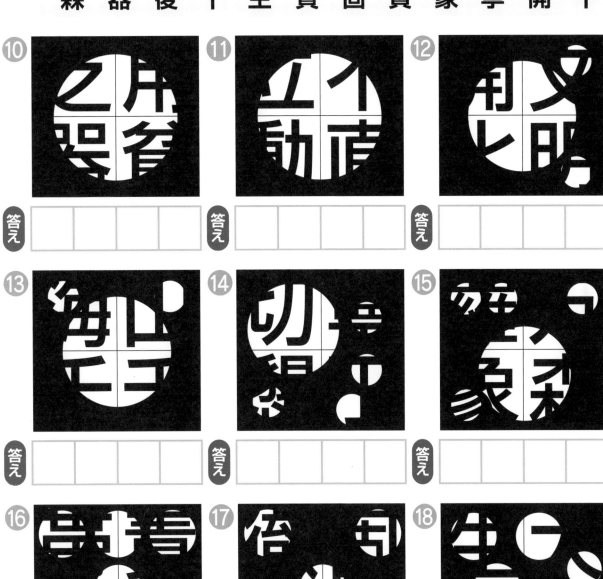

⑩〜⑱の
リスト

山 立 万 丁 徹 明 連 動 羅 大 切 不
化 海 頑 任 事 用 一 乏 懇 帯 直 文
森 器 後 千 生 貧 固 責 象 寧 開 千

⑩ 答え □□□□

⑪ 答え □□□□

⑫ 答え □□□□

⑬ 答え □□□□

⑭ 答え □□□□

⑮ 答え □□□□

⑯ 答え □□□□

⑰ 答え □□□□

⑱ 答え □□□□

【解答】
⑩ 器用貧乏、⑪ 直立不動、⑫ 文明開化、⑬ 海千山千、
⑭ 徹頭徹尾、⑮ 森羅万象、⑯ 連帯責任、⑰ 明鏡止水、⑱ 後生大事

送り仮名結び

実践日

　月　　日

難易度 ❸ ★★★☆☆

各問で提示されたイ〜ハの漢字の送り仮名として、最も適切なものをA〜Cより選び、それぞれ線を引いて結びつけてください。結びつかないものはなく、すべての問題で3つの言葉が成り立ちます。

❶
イ 歩・　・A ぶ
ロ 運・　・B なう
ハ 損・　・C む

❻
イ 近・　・A い
ロ 一・　・B つ
ハ 上・　・C がる

❷
イ 話・　・A す
ロ 広・　・B する
ハ 欲・　・C がる

❼
イ 育・　・A む
ロ 直・　・B る
ハ 守・　・C ちに

❸
イ 優・　・A く
ロ 背・　・B れる
ハ 推・　・C す

❽
イ 住・　・A つ
ロ 立・　・B む
ハ 消・　・C える

❹
イ 読・　・A こす
ロ 起・　・B る
ハ 似・　・C む

❾
イ 重・　・A つ
ロ 商・　・B なる
ハ 放・　・C う

❺
イ 少・　・A やか
ロ 走・　・B る
ハ 軽・　・C し

❿
イ 古・　・A わせる
ロ 合・　・B ける
ハ 分・　・C い

解答 ❶イC・ロB・ハA、❷イA・ロC・ハB、❸イB・ロA・ハC、❹イC・ロA・ハB、❺イC・ロB・ハA、❻イA・ロB・ハC、❼イA・ロC・ハB、❽イB・ロA・ハC、❾イB・ロC・ハA、❿イC・ロA・ハB

脳活ポイント

注意力も言語力も身につく

漢字と送り仮名が結びつかず、3つの言葉が作れない場合は不正解になるので、注意力を鍛える訓練になります。また、言語力や想起力のアップにも役立つことが期待できます。

目標時間

50代まで	60代	70代以上
10分	15分	20分

正答数　　　　　　かかった時間

／20問　　　　　分

⑪
ィ 下・　　・A い
ロ 収・　　・B める
ハ 青・　　・C る

⑫
ィ 見・　　・A う
ロ 装・　　・B せる
ハ 討・　　・C つ

⑬
ィ 持・　　・A つ
ロ 写・　　・B やか
ハ 速・　　・C す

⑭
ィ 富・　　・A る
ロ 空・　　・B む
ハ 張・　　・C ける

⑮
ィ 干・　　・A す
ロ 善・　　・B みる
ハ 染・　　・C い

⑯
ィ 早・　　・A う
ロ 歌・　　・B す
ハ 出・　　・C まる

⑰
ィ 秘・　　・A らす
ロ 鳴・　　・B める
ハ 暗・　　・C い

⑱
ィ 勝・　　・A える
ロ 申・　　・B す
ハ 植・　　・C る

⑲
ィ 割・　　・A ぶ
ロ 学・　　・B まる
ハ 安・　　・C れる

⑳
ィ 苦・　　・A い
ロ 至・　　・B る
ハ 危・　　・C ぶむ

解答 ⑪イC・ロB・ハA、⑫イB・ロA・ハC、⑬イA・ロC・ハB、⑭イB・ロC・ハA、⑮イA・ロB・ハC、⑯イC・ロA・ハC、⑰イB・ロA・ハC、⑱イC・ロB・ハA、⑲イC・ロA・ハB、⑳イA・ロB・ハC

63

四字熟語ブロック

実践日

月　日

難易度 ❸ ★★★☆☆

各問に6個の四字熟語を構成する24個の漢字がブロックごとに隠れています。それぞれの四字熟語ごとに線で囲み、隠れている6個の四字熟語を解答欄にすべて書き出してください。

❶

一	心	専	変	地	天
三	意	念	異	頭	徹
者	三	無	男	徹	尾
様	念	残	老	若	女

①
②
③
④
⑤
⑥

❷

恥	終	貫	始	句	言
厚	無	一	一	半	食
顔	私	平	尾	頭	強
無	公	竜	蛇	肉	弱

①
②
③
④
⑤
⑥

直感力や注意力が向上！

縦4マス×横6マスに並んだ漢字の中から四字熟語を探し出すことで、直感力や注意力が著しく向上します。また、語彙力や想起力を鍛える効果も大いに期待できます。

目標時間

50代まで	60代	70代以上
15分	20分	30分

正答数　　　　　　かかった時間

／24問　　　　分

③

望	千	化	万	森	象
里	千	万	変	自	羅
言	一	大	壮	示	暗
口	雑	悪	言	語	己

①
②
③
④
⑤
⑥

④

義	分	日	天	白	青
大	名	礎	琢	倒	七
種	切	磨	転	八	一
多	様	多	答	問	一

①
②
③
④
⑤
⑥

※解答は87ページをご覧ください

実践日

□　　月　　日

難易度**❸**★★★☆☆

解答欄の外側にある16個の漢字を、それぞれの矢印の進行方向にある４つのマスのいずれかに入れて、①～④の4つの四字熟語を作ってください。4つの四字熟語がすべて埋まったら正解です。

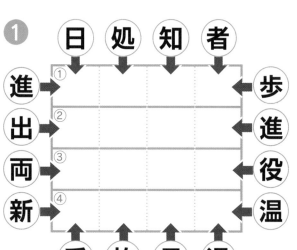

❶

	日	処	知	者	
進	①				歩
出	②				進
両	③				役
新	④				温
	千	故	月	退	

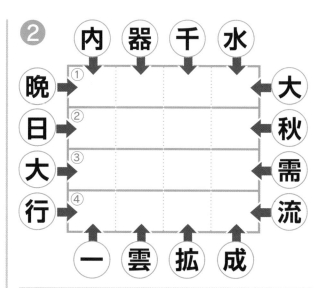

❷

	内	器	千	水	
晩	①				大
日	②				秋
大	③				需
行	④				流
	一	雲	拡	成	

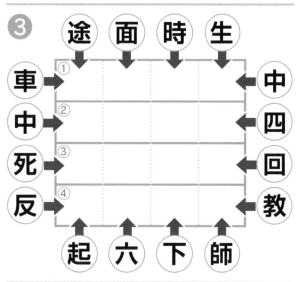

❸

	途	面	時	生	
車	①				中
中	②				四
死	③				回
反	④				教
	起	六	下	師	

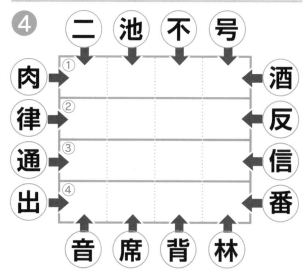

❹

	二	池	不	号	
肉	①				酒
律	②				反
通	③				信
出	④				番
	音	席	背	林	

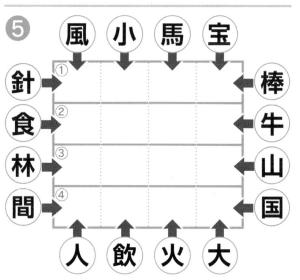

❺

	風	小	馬	宝	
針	①				棒
食	②				牛
林	③				山
間	④				国
	人	飲	火	大	

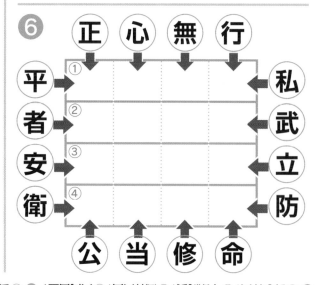

❻

	正	心	無	行	
平	①				私
者	②				武
安	③				立
衛	④				防
	公	当	修	命	

解答
❶①日進月歩、②出処進退、③両者両役、④温故知新
❷①千客万来、②一日千秋、③大器晩成、④内需拡大
❸①車道六時中、②四面楚歌、③起死回生、④反面教師
❹①二律背反、②酒池肉林、③音信不通、④出席番号
❺①針小棒大、②牛飲馬食、③宝の持ち腐れ、④人間火宅
❻①公明正大、②当意即妙、③安心立命、④正心修身

思考力と判断力を鍛錬する

まず、どんな四字熟語になるか見当をつけるのに、想起力が働きます。次に、どのように文字を組めばマスがきれいに埋まるかを考える、思考力と判断力が継続して使われます。12問解くのに集中力も必要。

目標時間

50代まで	60代	70代以上
25分	30分	40分

正答数　　　　　　かかった時間

／12問　　　分

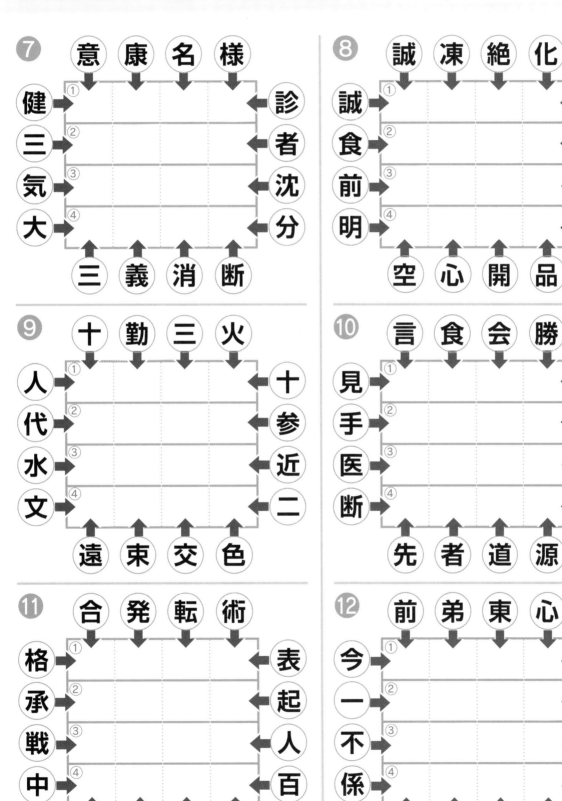

❼ 意 康 名 様 ／ 健 三 気 大 ／ 診 者 沈 分 ／ 三 義 消 断

❽ 誠 凍 絶 化 ／ 誠 食 前 明 ／ 意 冷 後 文 ／ 空 心 開 品

❾ 十 勤 三 火 ／ 人 代 水 文 ／ 十 参 近 二 ／ 遠 束 交 色

❿ 言 食 会 勝 ／ 見 手 医 断 ／ 記 必 同 語 ／ 先 者 道 源

⓫ 合 発 転 術 ／ 格 承 戦 中 ／ 表 起 人 百 ／ 百 海 発 結

⓬ 前 弟 東 心 ／ 今 一 不 係 ／ 西 決 後 師 ／ 古 大 関 覚

ひらがな穴うめ熟語

実践日

月　日

難易度 **3** ★★★☆☆

①～⑥は熟語の読み仮名です。**A**、**B**あるいは**A** ～ **C**の記号には、それぞれ共通のひらがなが入ります。各記号に入るひらがなを答え、それからリストの漢字を使ってもとの熟語を書いてください。

❶

① **AB**けい

② **A**いし**B**げき

③ **AB**ぜ**B**

④ **A**いら**B**ば**B**

⑤ て**B**しゅ **A**く

⑥ ぶ**B**めい**A**い**A**

リスト
天 文 回 開 化 全 進 明 板
守 快 関 完 覧 撃 閣 係

答え

①

②

③

④

⑤

⑥

記号に入る文字

A ☐　B ☐

❷

① **BA**かい

② さ**ABA**

③ あ**AB**く

④ あく**CA**こう

⑤ **CB**ひ**B**

⑥ ほ**AB**つ**CA**とう

リスト
手 天 幕 本 間 末 開 転
満 漫 倒 候 散 暗 悪 暇

答え

①

②

③

④

⑤

⑥

記号に入る文字

A ☐　B ☐　C ☐

解答 ❶A=か、B=ん ①関係 ②衣装撃 ③完全 ④回覧板 ⑤天守閣 ⑥文明開化
❷A=ん、B=ま、C=こ ①本間 ②散漫 ③暗黒 ④悪天候 ⑤好天暇 ⑥本末転倒

脳活ポイント

想起力と思考力を使って探す

ABCの含まれた言葉を見て、どのような熟語かを当てるのには、自分の知っている熟語から想起力と思考力を使って探す作業になります。難しく感じる場合は、リストの漢字から考えてもいいでしょう。

目標時間

50代まで 25分	60代 30分	70代以上 35分

正答数　　　　　　　かかった時間

／24問　　　　　分

③ ① しゅんＡく

　② てさＡょＢ

　③ わＡ ゅう

　④ ＡゃくこＢか

　⑤ ＡむきょＢいく

　⑥ しょＡょＢむじょＢ

答え
①
②
③
④
⑤
⑥

リスト 春 行 手 作 教 牛 菊 業 育
務 和 果 逆 無 義 効 常 諸

記号に入る文字

A 　　　 B 　　　

④ ① かＡたＡ

　② ＣＡとう

　③ ＢＡＣＢ

　④ ＣＢしゅ Ａ

　⑤ ＣＢめＢほけＡ

　⑥ かＡれＢぜＡＣＡ

答え
①
②
③
④
⑤
⑥

リスト 性 単 青 銭 前 春 線 寒
命 湯 保 冷 簡 険 生 陰

記号に入る文字

A 　　　 B 　　　 C

実践日

月　日

難易度 ❸ ★★★☆☆

❶～㉔には、日常よく使われることわざや慣用句が並んでいますが、それぞれ1ヵ所、間違った漢字が使われています。その間違った漢字を見つけ、正しい漢字に改めてください。

❶ 頭磨かざれば光なし　　　　誤 [　] 正 ▶ [　]

❷ 敵に札を送る　　　　　　　誤 [　] 正 ▶ [　]

❸ 医者の不要生　　　　　　　誤 [　] 正 ▶ [　]

❹ 怠け者の節分働き　　　　　誤 [　] 正 ▶ [　]

❺ 神は二物を与えず　　　　　誤 [　] 正 ▶ [　]

❻ 床の上にも三年　　　　　　誤 [　] 正 ▶ [　]

❼ 焼け木杭に鳩がつく　　　　誤 [　] 正 ▶ [　]

❽ 学問に王様なし　　　　　　誤 [　] 正 ▶ [　]

❾ 清水の高台から飛び降りる　誤 [　] 正 ▶ [　]

❿ 黒板に偽りあり　　　　　　誤 [　] 正 ▶ [　]

⓫ 閑古鳥が歩く　　　　　　　誤 [　] 正 ▶ [　]

⓬ 一杯地にまみれる　　　　　誤 [　] 正 ▶ [　]

70

解答 ❶頭→玉（珠）、❷札→塩、❸要→養、❹分→倹、❺二→天、❻床→石、❼鳩→火、❽王→様、❾台→堂、❿板→白、⓫歩→鳴、⓬杯→敗

脳活ポイント

文字に集中して注意力を高める

会話などでよく使われることわざを集めてありますが、注意力が衰えていると気づけない間違いが含まれています。素早く解こうとせずに、文字をじっくり見て集中力を高めながら解きましょう。

目標時間

50代まで	60代	70代以上
15分	20分	25分

正答数　　　　　　　かかった時間

／24問　　　　　　分

⑬ 孫の手も借りたい　　　誤 □ 正▶ □

⑭ 賽は下げられた　　　誤 □ 正▶ □

⑮ 義を仇で返す　　　誤 □ 正▶ □

⑯ 針の穴から隣をのぞく　　　誤 □ 正▶ □

⑰ 生き馬の毛を抜く　　　誤 □ 正▶ □

⑱ 笑う家には福来たる　　　誤 □ 正▶ □

⑲ 大事の前の小便　　　誤 □ 正▶ □

⑳ 石橋を叩いて去る　　　誤 □ 正▶ □

㉑ 男は敷居をまたげば七人の侍あり　　　誤 □ 正▶ □

㉒ 酒は百獣の長　　　誤 □ 正▶ □

㉓ 尻に火をともす　　　誤 □ 正▶ □

㉔ 惜しき仲にも礼儀あり　　　誤 □ 正▶ □

解答 ⑬孫→猫、⑭下→投、⑮義→恩、⑯隣→天、⑰毛→目、⑱家→門、⑲小便→小事、⑳去→渡、㉑七人の侍→敷居、㉒百獣→百薬、㉓尻→身、㉔惜→親

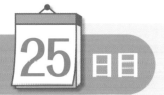

言葉かくれんぼ

実践日

月　日

難易度 ❸ ★★★☆☆

大きさや向きの異なる2字～4字の言葉がたくさん書かれた図を見て、各問に答えてください。答えは、図の熟語から探して、指定された個数分を解答欄に書きましょう。それぞれのページごとに答えてください。

オムレツ
半熟
はちみつ
定番商品
焼き串絵
提灯記事
新聞
画用紙
バイト代
ネガティブ
ひょうたん
茶わん蒸し
自意識
悲喜劇
天真爛漫
ファーザー
永遠
唯一無二
ルーペ

① 読み方が同じ言葉1組は何と何？

答え

② ほかに似たものがないことを示す言葉1つは何？

答え

③ 江戸時代に生まれた絵画の種類の名前1つは何？

答え

④ 「母親」を英単語で示した言葉1つは何？

答え

⑤ とても長い年月を示す言葉1つは何？

答え

⑥ 明るい性格を示す言葉2つは何と何？

答え

⑦ 卵を使った料理名2つは何と何？

答え

⑧ 新聞に関連する言葉3つは何と何と何？

答え

解答 ①焼き串・新聞、②唯一無二、③浮世絵、④ファーザー、⑤永遠、⑥天真爛漫・ひょうたん、⑦オムレツ・茶わん蒸し、⑧取材・スクープ・提灯記事

頭頂葉が鍛えられ認知力が向上！

　図に書かれている熟語は大きさ・向き・書体がすべてバラバラなので、それぞれを識別するさいに、物の形を認識する頭頂葉が特に鍛えられます。認知力の向上に大いに役立ちます。

目標時間

50代まで	60代	70代以上
15分	20分	25分

正答数	かかった時間
／16問	分

⑨ 失敗してもくじけないことを示す言葉1つは何？

答え

⑩ 反対の意味を持つ言葉1組は何と何？

答え

⑪ 歴代内閣総理大臣の名前1つは何？

答え

⑫ 推理小説に深く関係する言葉2つは何と何？

答え

⑬ 計算につかう道具の名前2つは何と何？

答え

⑭ 色の種類の名前2つは何と何？

答え

⑮ 調理器具の名前3つは何と何と何？

答え

⑯ 野球に関連する言葉3つは何と何と何？

答え

解答 ⑨七転八起、⑩増税・減税、⑪吉田茂、⑫アリバイ・探偵業、⑬そろばん・電卓、⑭朱色・ホワイト、⑮包丁・炊飯器・ミキサー、⑯三塁・審判・デッドボール・バッター

26日目 言葉から連想熟語

実践日

月　日

難易度❹★★★★☆

各問で示されているひらがなの言葉からイメージできる二字熟語を3個、ないし4個作るドリルです。二字熟語を作るとき、ワクの中にある漢字を1回ずつ、すべて使い切ってください。答えは順不同です。

① おもしろい

顔　笑　噴　爆
飯　破

答え □□
答え □□
答え □□

② ふるい

陳　風　年　古
往　腐

答え □□
答え □□
答え □□

③ さからう

旗　抵　敵　背
対　信　反　抗

答え □□
答え □□
答え □□
答え □□

④ かなしい

哀　沈　嘆　感
痛　悲　傷　息

答え □□
答え □□
答え □□
答え □□

⑤ もとめる

追　文　渇　探
望　及　注　究

答え □□
答え □□
答え □□
答え □□

⑥ ふつう

遍　平　一　通
般　普　凡　常

答え □□
答え □□
答え □□
答え □□

集中力を使って記憶力も高める

イメージの言葉を常に思い出しながら、集中力を鍛えるつもりで素早く2字熟語を作ってみましょう。答えを書くさいには、ワク内の漢字はなるべく見ずに書くようにすれば記憶力も高まります。

目標時間

50代まで	60代	70代以上
25分	35分	45分

正答数　　　　　かかった時間

／12問　　　　分

---

⑦ うっとり

酔　恍　中　陶
惚　夢

答え □□　　答え □□

答え □□

---

⑧ みとめる

黙　肯　認　評
定　価

答え □□　　答え □□

答え □□

---

⑨ にげる

走　退　避　脱
却　獄　逃　回

答え □□　　答え □□

答え □□　　答え □□

---

⑩ たのしい

楽　能　快　歓
満　堪　喜　喫

答え □□　　答え □□

答え □□　　答え □□

---

⑪ せいじつ

気　勝　実　誠
堅　殊　意　直

答え □□　　答え □□

答え □□　　答え □□

---

⑫ やさしい

温　身　容　懇
親　切　厚　寛

答え □□　　答え □□

答え □□　　答え □□

解答 ⑦陶酔・夢中・恍惚、⑧肯定・認否（肯否）、評価、⑨退却・脱獄・避難（避逃）、脱走・回避、⑩快楽・堪能・満喫・歓喜、⑪勝気・誠実・堅実・殊勝・誠意・実直、⑫温厚・親身・容易・懇切・親切・寛容

歴史人名クイズ

実践日

月　日

難易度 ⑤ ★★★★★

各問の文章を読んで、思い当たる歴史上の人物名を漢字で書いてください。解答欄にヒントの漢字が書かれているものもあります。なお、右下の漢字リストは、1問につき1文字利用します。

① 百人一首の撰者。「美」を追求した鎌倉時代の公家・歌人。

| | | 家 | |

② 戦国大名のさきがけとされる。小田原を手に入れた。

| 北 | | |

③ 織田家一の猛将。賤ヶ岳の戦いで秀吉に敗れる。

| | | 家 | |

④ 徳川四天王の一人。戦いで傷を負ったことがないと伝わる。

| | 多 | |

⑤ 江戸時代初期の剣豪で、新陰流を広めた。十兵衛で名高い。

| | 三 | |

⑥ 江戸幕府3代将軍の乳母。大奥の礎を築いた。

| | |

⑦ 役者絵で有名な江戸時代中期の浮世絵師。

| | 洲 | | 楽 |

⑧ 長州藩士。奇兵隊を創設し、長州藩を倒幕に方向づけた。

| 高 | | |

⑨ 明治時代の俳人。「柿食へば鐘が鳴るなり法隆寺」で有名。

| | 岡 | |

⑩ 日露戦争における連合艦隊司令長官。海軍大将。

| 東 | | 八 | |

⑪ 「日本資本主義の父」といわれる。理化学研究所の創設者。

| | | 一 |

①〜⑪のリスト

忠	斎	柴	厳
雲	局	晋	藤
渋	規	平	

解答　①藤原定家、②北条早雲、③柴田勝家、④本多忠勝、⑤柳生三厳、⑥春日局、⑦東洲斎写楽、⑧高杉晋作、⑨正岡子規、⑩東郷平八郎、⑪渋沢栄一

想起力をフル活用しよう

知識の蓄えがものをいいますが、ヒントの漢字から想起力を使って人物名を推理してみましょう。知らない人物がいたら覚えて、記憶力もつけましょう。何回もくり返して解いてみてください。

目標時間

50代まで	60代	70代以上
40分	50分	60分

正答数　　　　　　かかった時間

／22問　　　　分

⑫ 平安時代の貴族・歌人。伊勢物語の主人公と同一視される。

在			

⑬ 美濃のマムシ。織田信長の義父。

		三	

⑭ 「槍の又左」の異名を持つ。加賀百万石の礎を築いた。

		家	

⑮ 「巌流島の決闘」で有名な二刀流の剣豪。『五輪書』の作者。

⑯ 江戸幕府の財政難解消に尽力。当時、賄賂政治家といわれた。

田			

⑰ 本姓は安藤。「東海道五十三次」で有名な浮世絵師。

		重	

⑱ 江戸幕府最後の第15代将軍。大政奉還を成した。

川			

⑲ 『五重塔』や『運命』の作者。尾崎紅葉とともに一時代を築いた。

		伴	

⑳ 短編小説を得意とする文豪。『羅生門』『蜘蛛の糸』が有名。

		之	

㉑ 岩手を代表する詩人・童話作家。『銀河鉄道の夜』を著す。

	沢		

㉒ 強いリーダーシップで、戦後処理に尽力した45代総理大臣。

⑫～㉒のリスト

治	利	芥	露
蔵	業	歌	意
慶	茂	斎	

漢字ピックアップ

各問、3×3マスの中に漢字が1字ずつ入っていて、全部で9つの漢字が提示されています。この漢字を指定された個数分拾い上げ、上に示されているテーマに沿った名前や言葉を解答欄に書いてください。

文房具名

❶ 4文字

規	広	黄
工	定	三
角	合	青

答え

❷ 3文字

回	紙	戸
古	京	方
眼	元	丸

答え

❸ 3文字

年	人	十
手	水	左
車	筆	万

答え

芥川賞を受賞した作家名

❹ 5文字

健	郎	大
産	松	治
三	江	史

答え

❺ 5文字

札	郎	慎
士	石	文
原	太	康

答え

❻ 4文字

周	持	六
功	遠	作
藤	弓	供

答え

小学校にある施設名

❼ 3文字

豆	波	湯
配	運	追
動	農	場

答え

❽ 3文字

具	育	転
服	館	体
定	庫	巻

答え

❾ 3文字

局	職	級
軽	区	者
員	委	室

答え

解答　①三角定規、②方眼紙、③万年筆、④大江健三郎、⑤石原慎太郎、⑥遠藤周作、⑦運動場、⑧体育館、⑨職員室

目で見る力と記憶力を養う

各問にある9つの漢字から答えに使う漢字を見極めなければならないため、目で見る力や記憶力が養われます。また、テーマから連想して思い出す力も鍛えられると考えられます。

目標時間

50代まで	60代	70代以上
15分	20分	25分

正答数　　　　　　　かかった時間

／18問　　　　分

京都の名所

⑩ 5文字

号	所	北
野	満	港
助	宮	天

答え

⑪ 4文字

宮	平	名
仕	根	神
安	白	蔵

答え

⑫ 3文字

水	入	銅
夢	銀	清
寺	金	百

答え

女性の銀幕スター名

⑬ 5文字

田	列	十
和	山	葉
洋	五	鈴

答え

⑭ 4文字

有	田	門
絹	代	四
由	中	高

答え

⑮ 3文字

坂	目	節
行	原	庭
子	勉	立

答え

植物の名前

⑯ 3文字

景	月	求
協	各	草
見	風	喜

答え

⑰ 3文字

肉	六	向
日	同	朝
馬	頭	葵

答え

⑱ 3文字

陽	昼	遠
子	紫	針
花	明	耳

答え

解答 ⑩北野天満宮、⑪平安神宮、⑫清水寺、⑬山田五十鈴、⑭田中絹代、⑮原節子、⑯月見草、⑰向日葵、⑱紫陽花

漢字ジグソー

実践日

月　　日

難易度4★★★★☆

各問、ある１つの漢字が４～５つの断片に分かれています。それらのピースを頭の中で組み合わせ、元の漢字１字を当ててください。まず、答えの漢字を思い浮かべ、問題と照らし合わせると答えやすいでしょう。

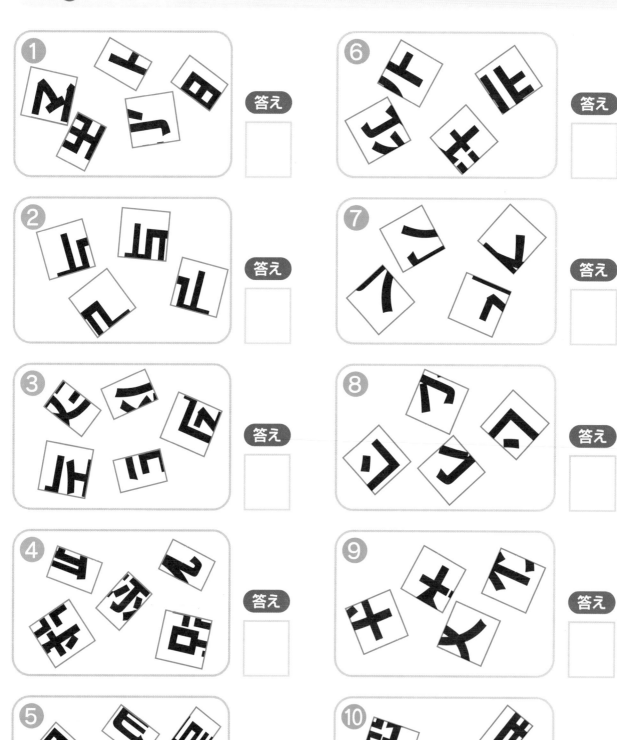

①

答え

⑥

答え

②

答え

⑦

答え

③

答え

⑧

答え

④
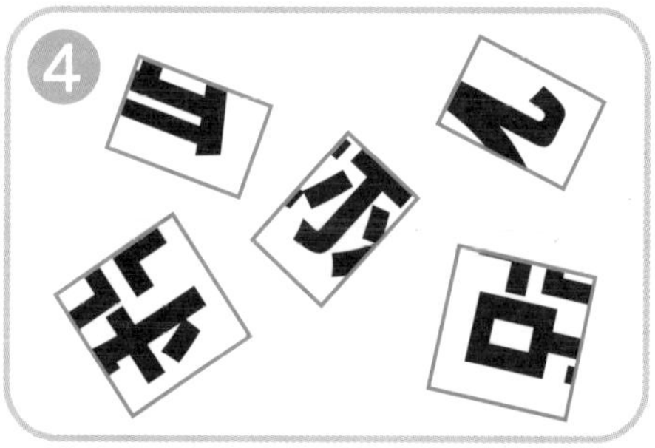
答え

⑨

答え

⑤
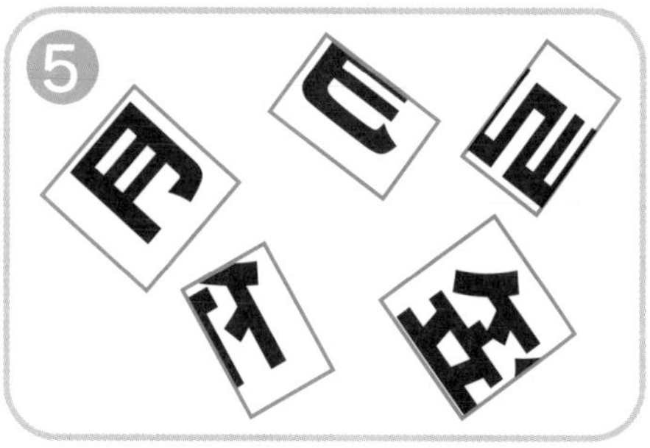
答え

⑩
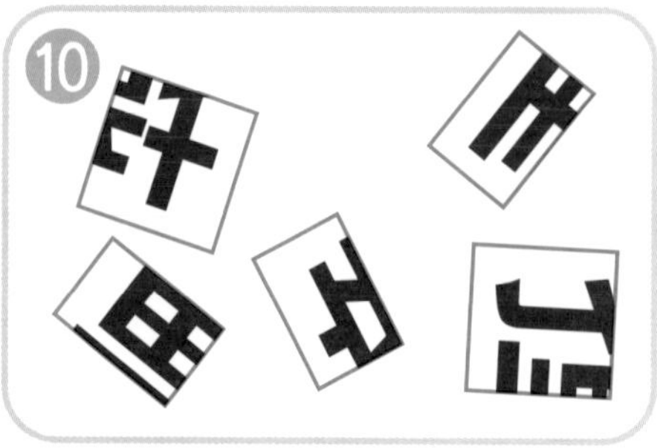
答え

解答　①野、②卓、③庭、④蹴、⑤籠、⑥排、⑦水、⑧羽、⑨杖、⑩撞

直感力も漢字力も鍛える！

頭の中で完成図をイメージしたり、ピースの組み合わせを直感的に判断したりするため、イメージ力や直感力を担う右脳の活性化に役立つほか、想起力・判断力も養われます。

目標時間

50代まで	60代	70代以上
30分	40分	50分

正答数　　　　　　かかった時間

／20問　　　　分

⑪ 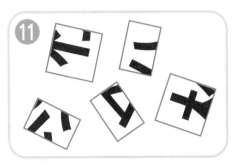　答え

⑫ 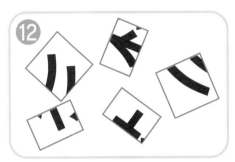　答え

⑬ 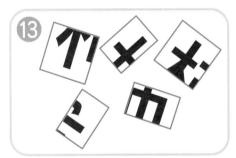　答え

⑭ 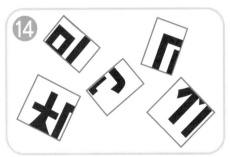　答え

⑮ 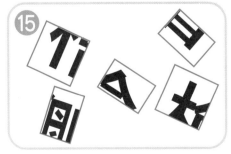　答え

⑯ 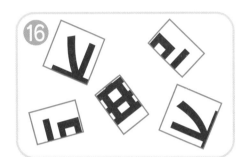　答え

⑰ 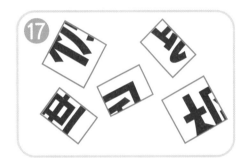　答え

⑱ 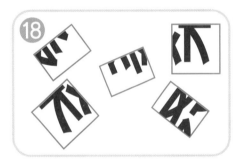　答え

⑲ 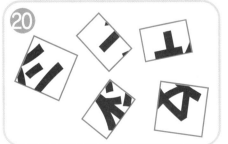　答え

⑳ 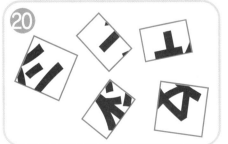　答え

読み方セレクト

実践日

月　日

難易度 ❹ ★★★★☆

課題A～Dの表には、25個の漢字が記されています。この中の漢字から、各問の答えになるものを選んでください。表内の漢字は、それぞれ1度しか使いません。また、答えに用いない漢字も含まれています。

課題 Ⓐ

胎	滝	製	美	児
父	生	母	買	始
精	終	梅	正	貫
一	倍	退	旅	智
仏	治	愛	征	酔

1 「バイ」と読む漢字3つ

答え

2 「セイ」と読む漢字5つ

答え

3 「たいじ」と読む熟語2つ

答え

4 余った漢字で四字熟語1つ

答え

課題 Ⓑ

静	試	島	写	桜
田	我	映	優	剛
号	昌	支	有	引
者	勇	豪	社	森
洋	使	桃	水	雄

5 「ゴウ」と読む漢字3つ

答え

6 「ユウ」と読む漢字4つ

答え

7 「ししゃ」と読む熟語3つ

答え

8 余った漢字で四字熟語1つ

答え

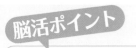
側頭葉の働きが向上！

指定された読み方の漢字を選ぶさい、言語中枢をつかさどる側頭葉が刺激されます。また、未使用の漢字から四字熟語を作るときに想起力や直感力、語彙力が養われます。

目標時間

50代まで	60代	70代以上
20分	30分	40分

正答数　　　　　　かかった時間

／16問　　　　分

課題 C

五	善	黒	酒	里
賞	製	貴	果	利
主	小	菓	手	朱
青	中	種	坊	南
少	丸	歌	取	霧

⑨「ショウ」と読む漢字3つ

答え

⑩「シュ」と読む漢字6つ

答え

⑪「せいか」と読む熟語2つ

答え

⑫余った漢字で四字熟語1つ

答え

課題 D

恭	券	人	県	私
講	紀	格	師	寿
美	就	研	公	縄
剣	販	受	方	子
埼	軒	八	玄	件

⑬「ジュ」と読む漢字3つ

答え

⑭「ケン」と読む漢字6つ

答え

⑮「こうし」と読む熟語3つ

答え

⑯余った漢字で四字熟語1つ

答え

解答 ⑨小・少・賞、⑩手・種・主・酒・取・朱、⑪製菓・青果、⑫五里霧中、
⑬寿・受・授、⑭券・県・研・剣・軒・件、⑮講師・格子・公私、⑯八方美人

83

2日目 漢字仲間はずれ

❶ 慮 備 残 守 考 留 点
残留 ▶ 留守 ▶ 守備 ▶
備考 ▶ 考慮 ▶ 答え 点

❷ 想 資 位 投 理 料 像
投資 ▶ 資料 ▶ 料理 ▶
理想 ▶ 想像 ▶ 答え 位

❸ 現 名 進 代 前 愛 出
名前 ▶ 前進 ▶ 進出 ▶
出現 ▶ 現代 ▶ 答え 愛

❹ 確 月 正 生 実 活 写
正確 ▶ 確実 ▶ 実写 ▶
写生 ▶ 生活 ▶ 答え 月

❺ 同 示 合 談 志 少 展
展示 ▶ 示談 ▶ 談合 ▶
合同 ▶ 同志 ▶ 答え 少

❻ 碗 順 報 番 道 茶 腕
報道 ▶ 道順 ▶ 順番 ▶
番茶 ▶ 茶碗 ▶ 答え 腕

❼ 当 河 照 日 明 本 朝
照明 ▶ 明朝 ▶ 朝日 ▶
日本 ▶ 本当 ▶ 答え 河

❽ 表 送 情 湯 流 辞 熱
送辞 ▶ 辞表 ▶ 表情 ▶
情熱 ▶ 熱湯 ▶ 答え 流

❾ 親 幼 近 定 指 功 年
近親 ▶ 親指 ▶ 指定 ▶
定年 ▶ 年功 ▶ 答え 幼

❿ 産 黄 拓 金 葉 魚 卵
産卵 ▶ 卵黄 ▶ 黄金 ▶
金魚 ▶ 魚拓 ▶ 答え 葉

⓫ 複 帰 配 回 当 復 宅
回復 ▶ 復帰 ▶ 帰宅 ▶
宅配 ▶ 配当 ▶ 答え 複

⓬ 気 和 祝 温 解 天 放
天気 ▶ 気温 ▶ 温和 ▶
和解 ▶ 解放 ▶ 答え 祝

⓭ 愛 初 械 熱 好 恋 機
初恋 ▶ 恋愛 ▶ 愛好 ▶
好機 ▶ 機械 ▶ 答え 熱

⓮ 意 習 覚 練 味 甘 得
練習 ▶ 習得 ▶ 得意 ▶
意味 ▶ 味覚 ▶ 答え 甘

⓯ 底 角 寒 徹 境 辺 冷
寒冷 ▶ 冷徹 ▶ 徹底 ▶
底辺 ▶ 辺境 ▶ 答え 角

⓰ 頭 煙 進 滴 頂 突 路
煙突 ▶ 突進 ▶ 進路 ▶
路頭 ▶ 頭頂 ▶ 答え 滴

6 日目 **四字熟語ブロック**

解答欄の四字熟語の順番は
バラバラでかまいません。

❶

世	一	代	長	異	口
一	意	味	深	同	音
楚	歌	中	意	気	投
四	面	暗	模	索	合

一世一代
意味深長
四面楚歌
暗中模索
意気投合
異口同音

❷

結	転	承	不	心	一
難	題	起	乱	報	楽
理	意	因	果	応	哀
無	気	消	沈	喜	怒

起承転結
無理難題
意気消沈
因果応報
一心不乱
喜怒哀楽

❸

柔	末	本	倒	者	一
断	優	転	句	耕	二
不	付	雷	辞	読	択
和	同	美	麗	晴	雨

晴耕雨読
二者択一
美辞麗句
本末転倒
付和雷同
優柔不断

❹

人	若	傍	古	東	今
無	苦	無	有	西	同
悪	闘	長	象	象	越
戦	短	一	一	舟	呉

傍若無人
悪戦苦闘
一長一短
有象無象
古今東西
呉越同舟

17日目 **漢字仲間はずれ**

❶ 食 球 卓 地 空 外 団

外食・食卓・卓球・球団・団地 **答え** 空

❷ 絶 換 交 努 互 気 拒

拒絶・絶交・交互・互換・換気 **答え** 努

❸ 腰 恩 物 嵐 痛 謝 感

物腰・腰痛・痛感・感謝・謝恩 **答え** 嵐

❹ 親 女 友 転 両 向 好

両親・親友・友好・好転・転向 **答え** 女

❺ 睡 賛 熟 師 成 称 眠

称賛・賛成・成熟・熟睡・睡眠 **答え** 師

❻ 測 期 定 約 憶 規 記

記憶・憶測・測定・定規・規約 **答え** 期

❼ 科 説 玉 化 教 伝 目

伝説・説教・教科・科目・目玉 **答え** 化

❽ 明 安 出 庫 外 心 治

明治・治安・安心・心外・外出 **答え** 庫

❾ 容 重 姿 丁 理 美 心

丁重・重心・心理・理容・容姿 **答え** 美

❿ 快 官 羽 器 僚 楽 爽

爽快・快楽・楽器・器官・官僚 **答え** 羽

⓫ 選 柄 入 税 挙 導 手

導入・入選・選挙・挙手・手柄 **答え** 税

⓬ 質 方 祖 行 体 先 角

祖先・先行・行方・方角・角質 **答え** 体

⓭ 異 分 様 峠 子 差 岐

差異・異様・様子・子分・分岐 **答え** 峠

⓮ 正 居 座 訂 星 敷 改

改訂・訂正・正座・座敷・敷居 **答え** 星

⓯ 違 応 身 護 反 援 鳥

違反・反応・応援・援護・護身 **答え** 鳥

⓰ 財 本 屋 家 床 台 閥

屋台・台本・本家・家財・財閥 **答え** 床

その他のドリルの解答は各ページの下欄に記載しています。

 日目 四字熟語ブロック

解答欄の四字熟語の順番はバラバラでかまいません。

❶

一	心	専	変	地	天
三	意	念	異	頭	徹
者	三	無	男	徹	尾
様	念	残	老	若	女

天変地異
徹頭徹尾
三者三様
残念無念
老若男女
一意専心

❷

恥	終	貫	始	句	言
厚	無	一	一	半	食
顔	私	平	尾	頭	強
無	公	竜	蛇	肉	弱

竜頭蛇尾
終始一貫
厚顔無恥
公平無私
一言半句
弱肉強食

❸

望	千	化	万	森	象
里	千	万	変	自	羅
言	一	大	壮	示	暗
口	雑	悪	言	語	己

一望千里
悪口雑言
千変万化
大言壮語
自己暗示
森羅万象

❹

義	分	日	天	白	青
大	名	磋	琢	倒	七
種	切	磨	転	八	一
多	様	多	答	問	一

一問一答
青天白日
大義名分
切磋琢磨
七転八倒
多種多様

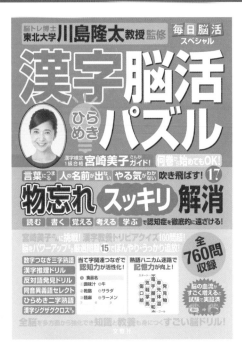

◆1巻当たり30日分600問以上収録！

◆どの巻から始めても大丈夫な日替わり問題！

◆さらに充実！漢字検定1級合格・宮崎美子さん
が出題「漢字教養トリビアクイズ」

◆好評につき毎月刊行中！

● **ご注文方法** お近くに書店がない方はお電話でご注文ください。

通話料無料 0120-966-081

9：30 ～ 18：00　日・祝・年末年始は除く

漢字脳活ひらめきパズル 1～17巻
定価各1,375円（本体1,250円＋税10%）

●**お支払い方法**：後払い（コンビニ・郵便局）

●振込用紙を同封しますので、コンビニエンスストア・郵便局でお支払いください。

●送料を別途450円（税込）ご負担いただきます。
（送料は変更になる場合がございます）

漢字脳活
ひらめきパズル⑰

漢字脳活
ひらめきパズル❶

毎日脳活スペシャル
漢字脳活
ひらめきパズル⑱

編集人	小西伸幸
企画統括	石井弘行　飯塚晃敏
編集	株式会社わかさ出版／谷村明彦
装丁	カラーズ
本文デザイン	石田昌子
写真	石原麻里絵（fort）
イラスト	Adobe Stock
発行人	山本周嗣
発行所	株式会社　文響社
	ホームページ　https://bunkyosha.com
	お問い合わせ　info@bunkyosha.com
印刷	株式会社　光邦
製本	古宮製本株式会社

Ⓒ文響社　Printed in Japan

本書のドリル問題は、一部を除き『脳活道場』（わかさ出版刊）に掲載されたものを一部改変の上、収録しています。

この本に関するご意見・ご感想をお寄せいただく場合は、
郵送またはメール（info@bunkyosha.com）にてお送りください。